HIP SURGERY
Activity Book

THIS BOOK BELONGS TO:

....

....

....

TABLE OF CONTENTS

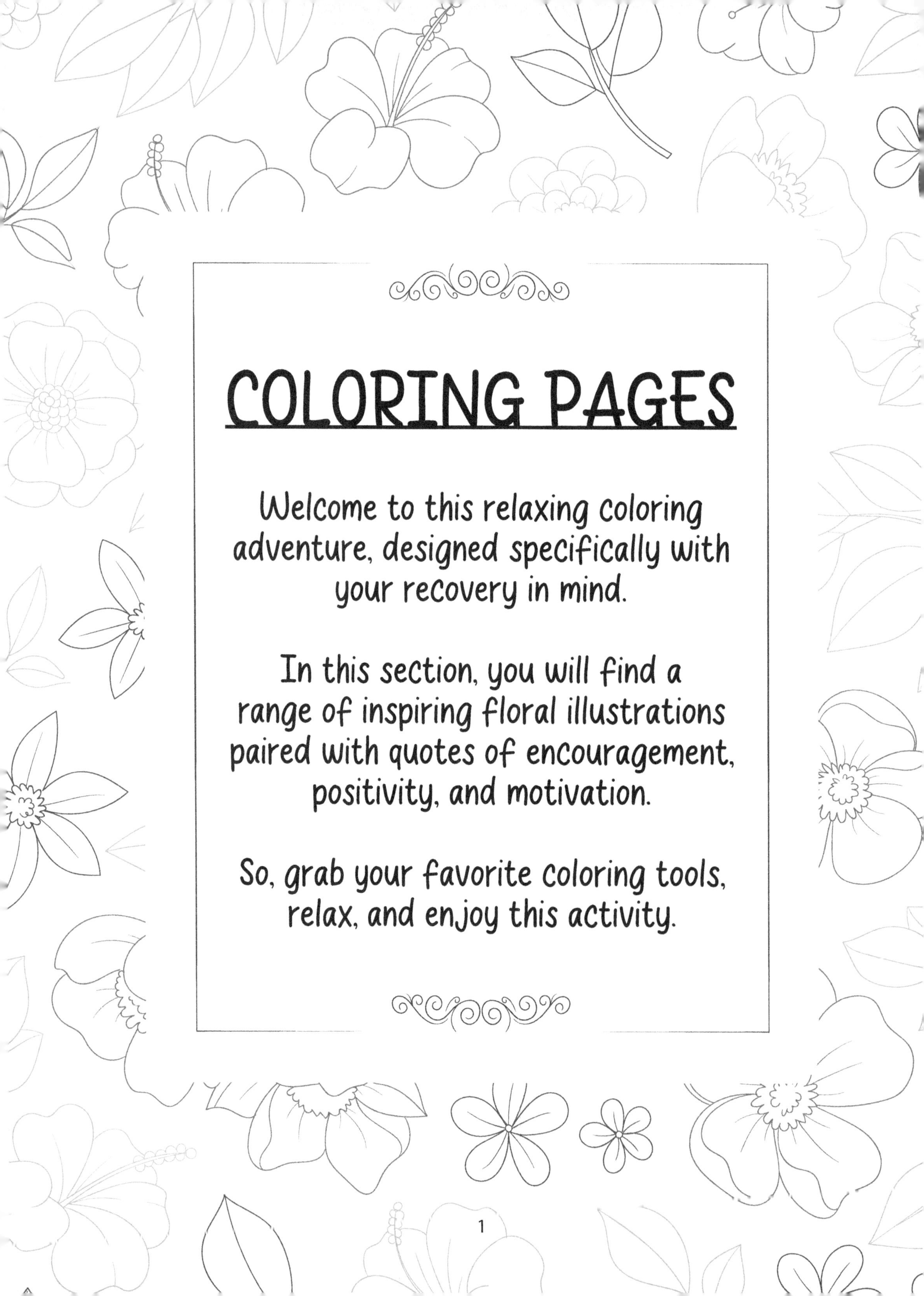

COLORING PAGES

Welcome to this relaxing coloring adventure, designed specifically with your recovery in mind.

In this section, you will find a range of inspiring floral illustrations paired with quotes of encouragement, positivity, and motivation.

So, grab your favorite coloring tools, relax, and enjoy this activity.

THIS IS MY HIP SURGERY RECOVERY ACTIVITY BOOK

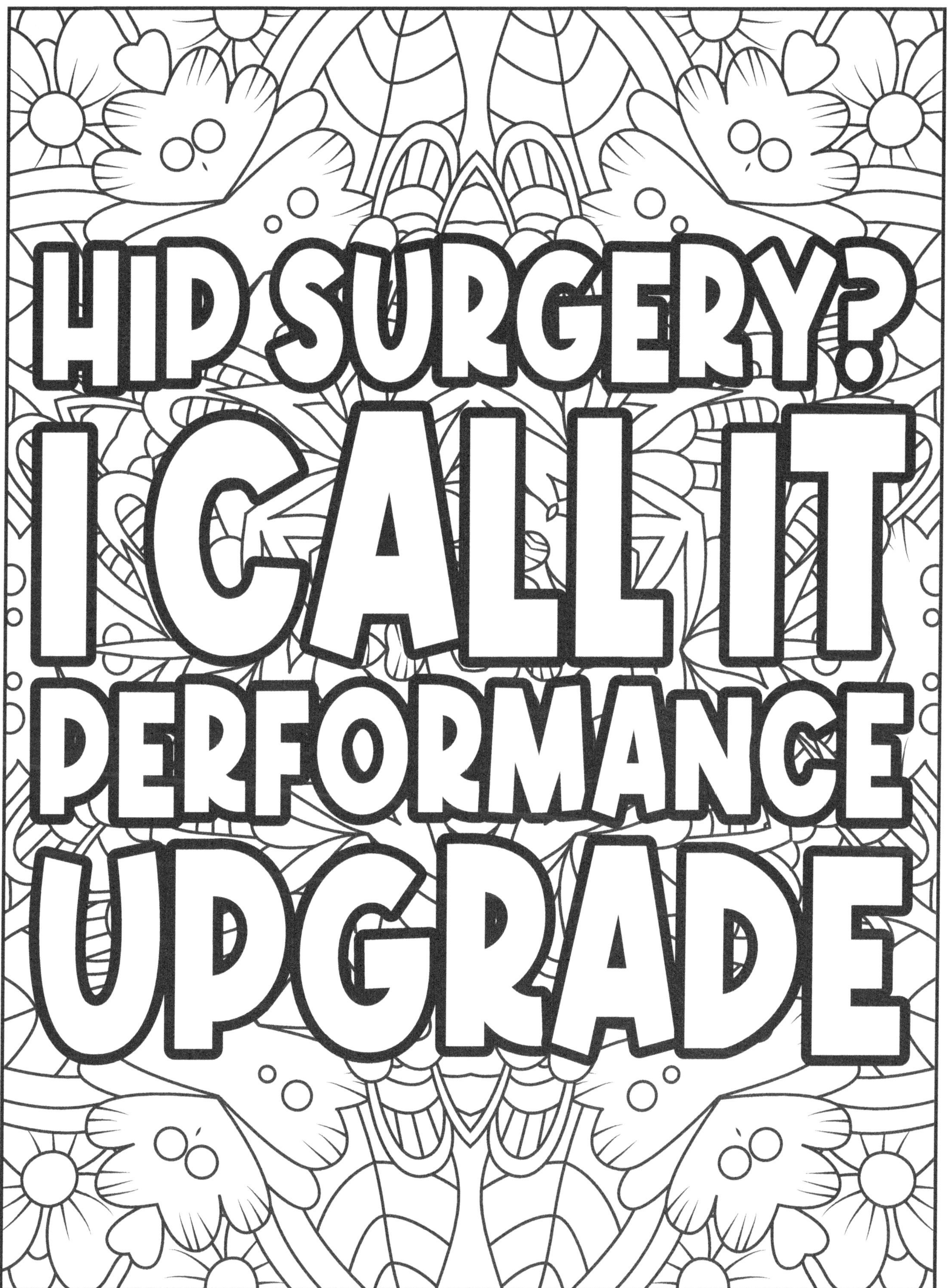
HIP SURGERY?
I CALL IT
PERFORMANCE
UPGRADE

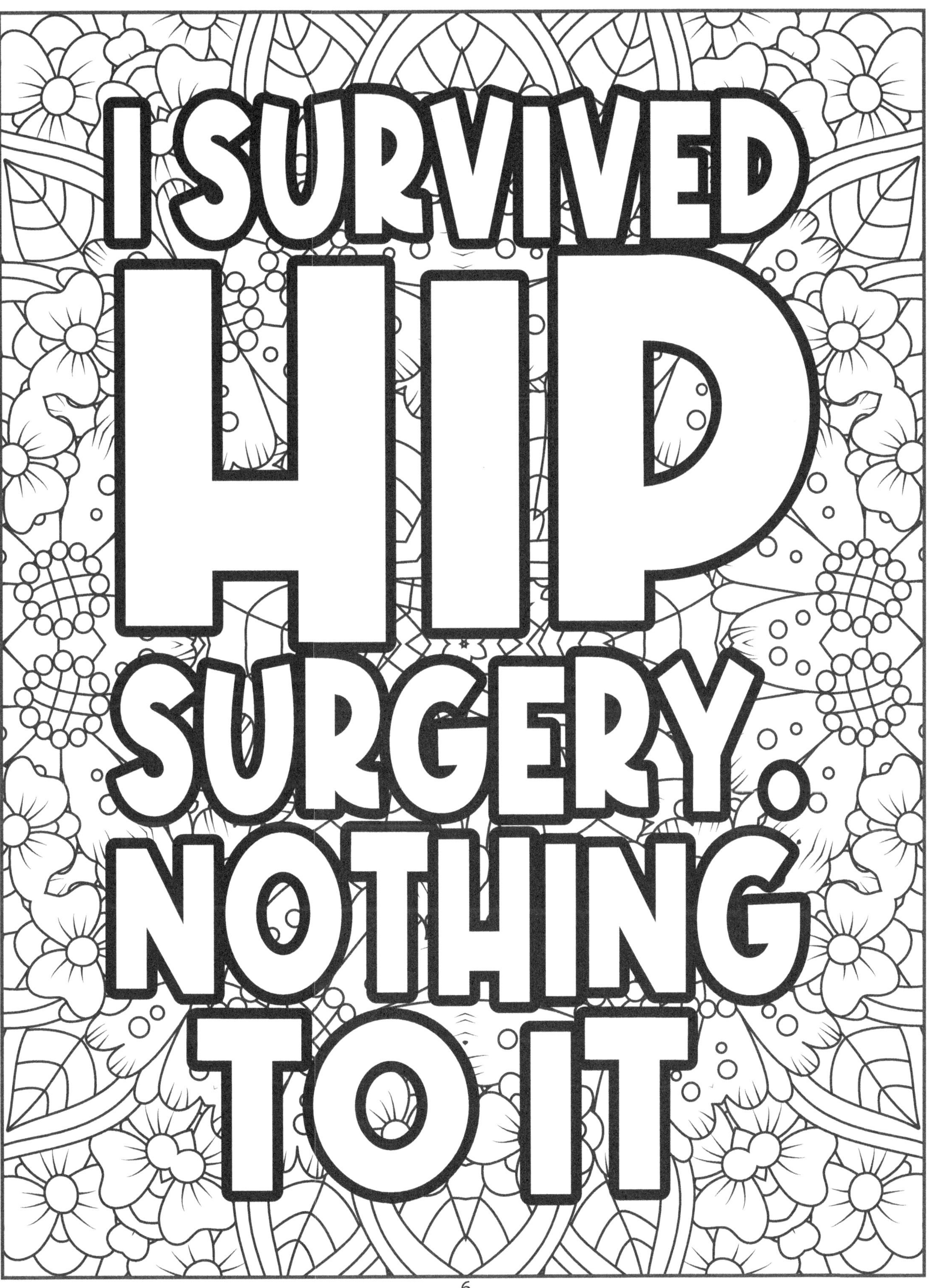
I SURVIVED
HIP
SURGERY.
NOTHING
TO IT

I MAY BE OLD, BUT MY HIP IS YOUNGER THAN YOU

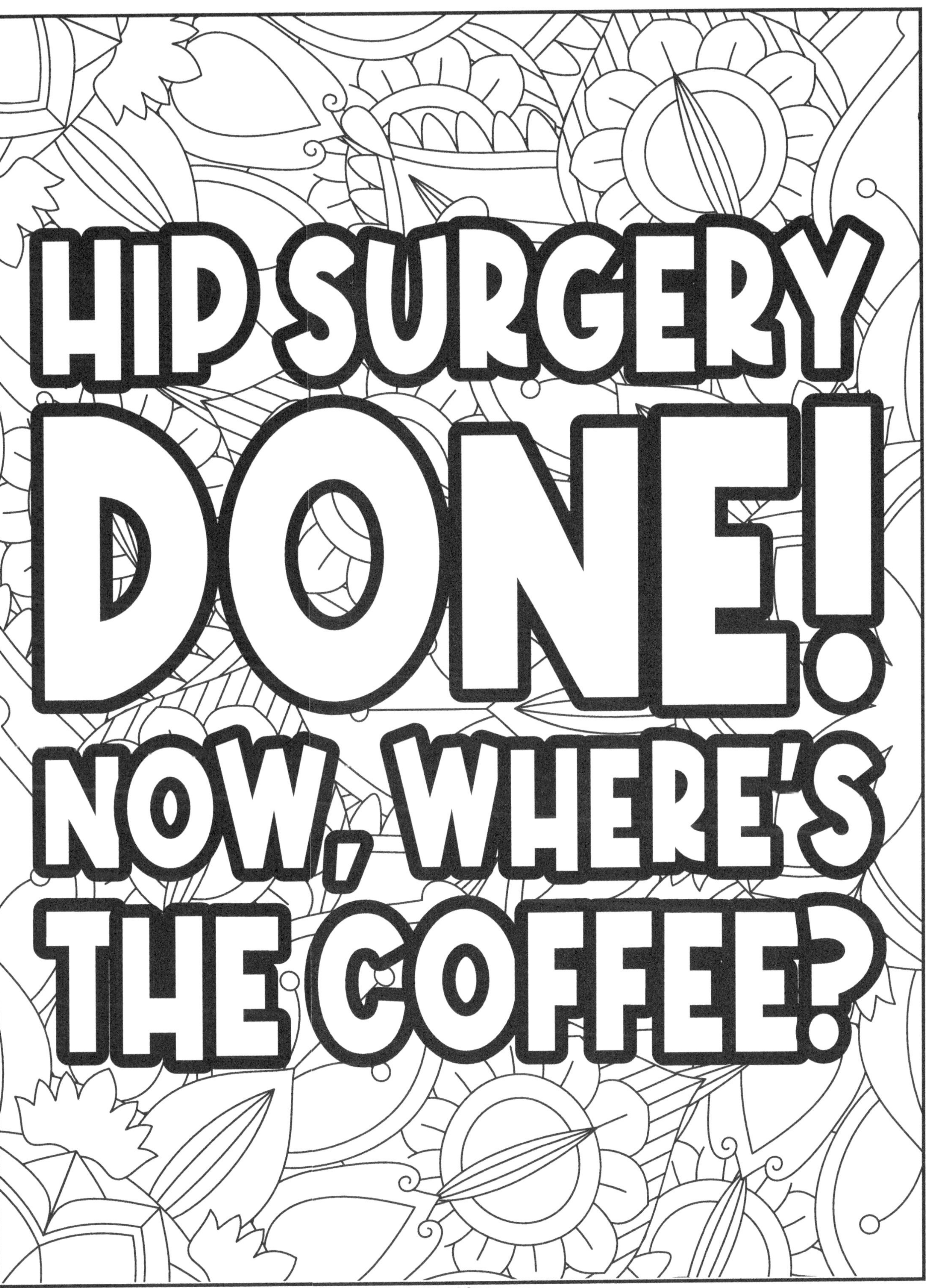
HIP SURGERY
DONE!
NOW, WHERE'S
THE COFFEE?

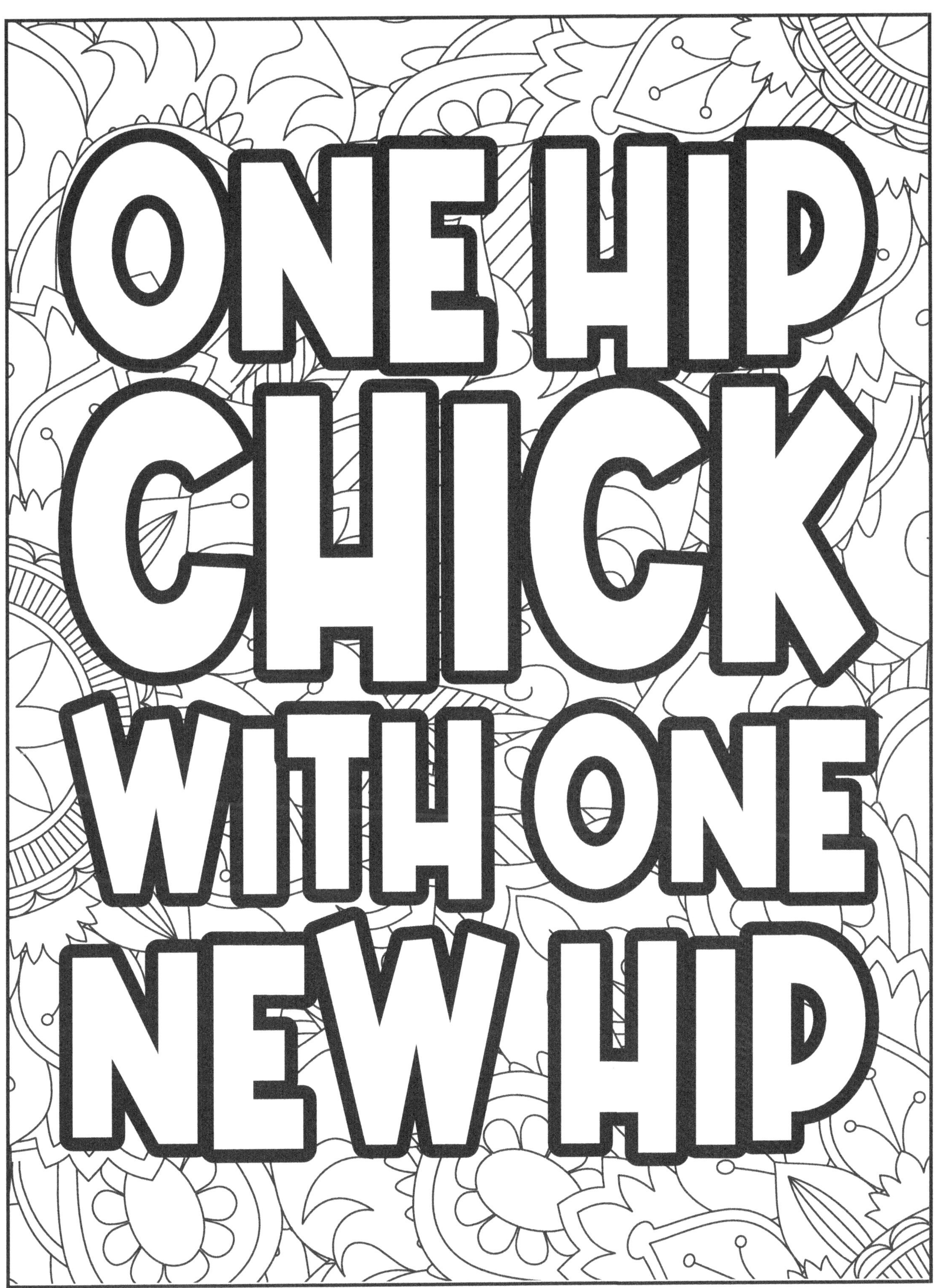
ONE HIP
CHICK
WITH ONE
NEW HIP

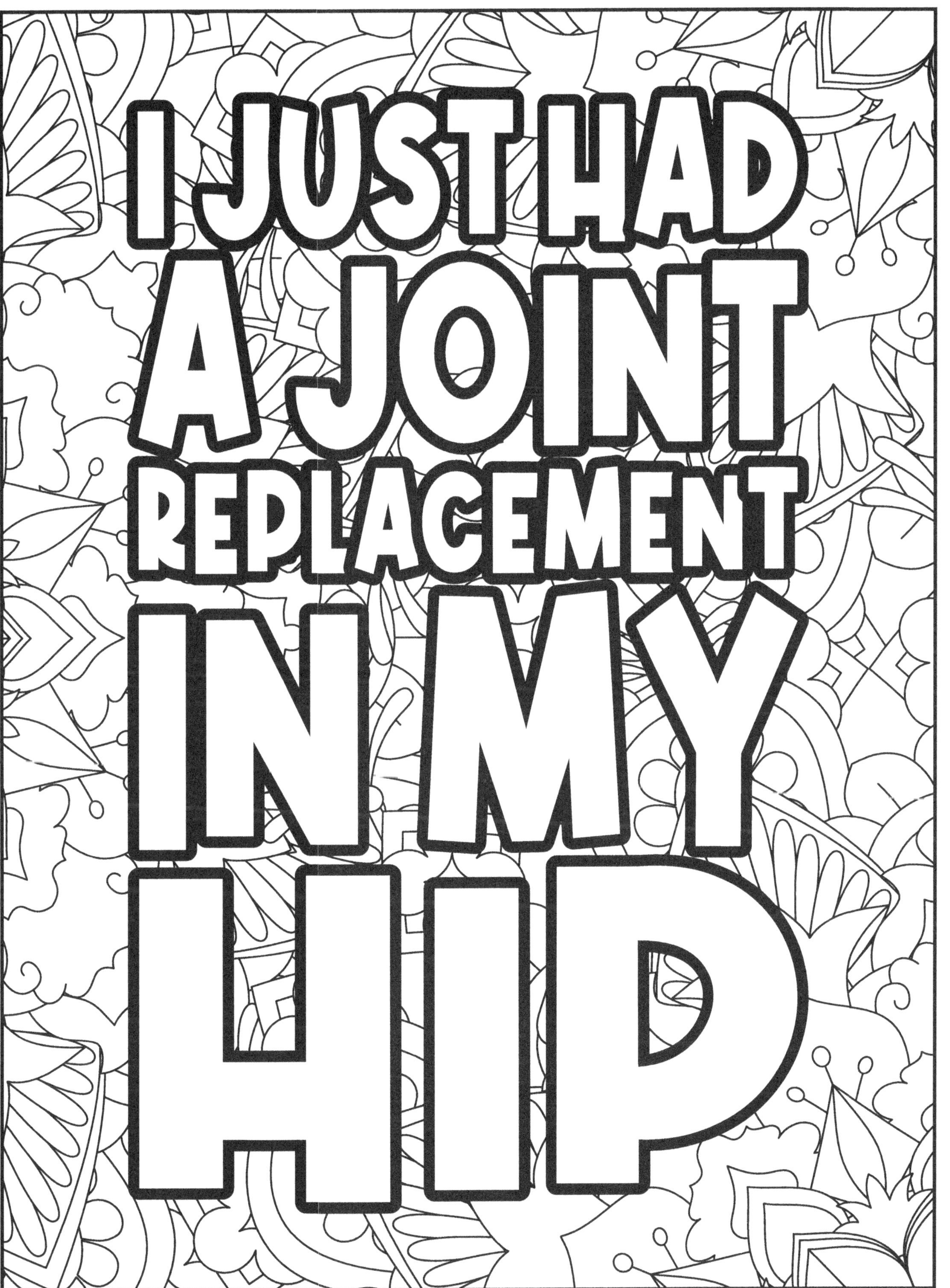
I JUST HAD
A JOINT
REPLACEMENT
IN MY
HIP

NO MORE TWINGES IN THE HINGES

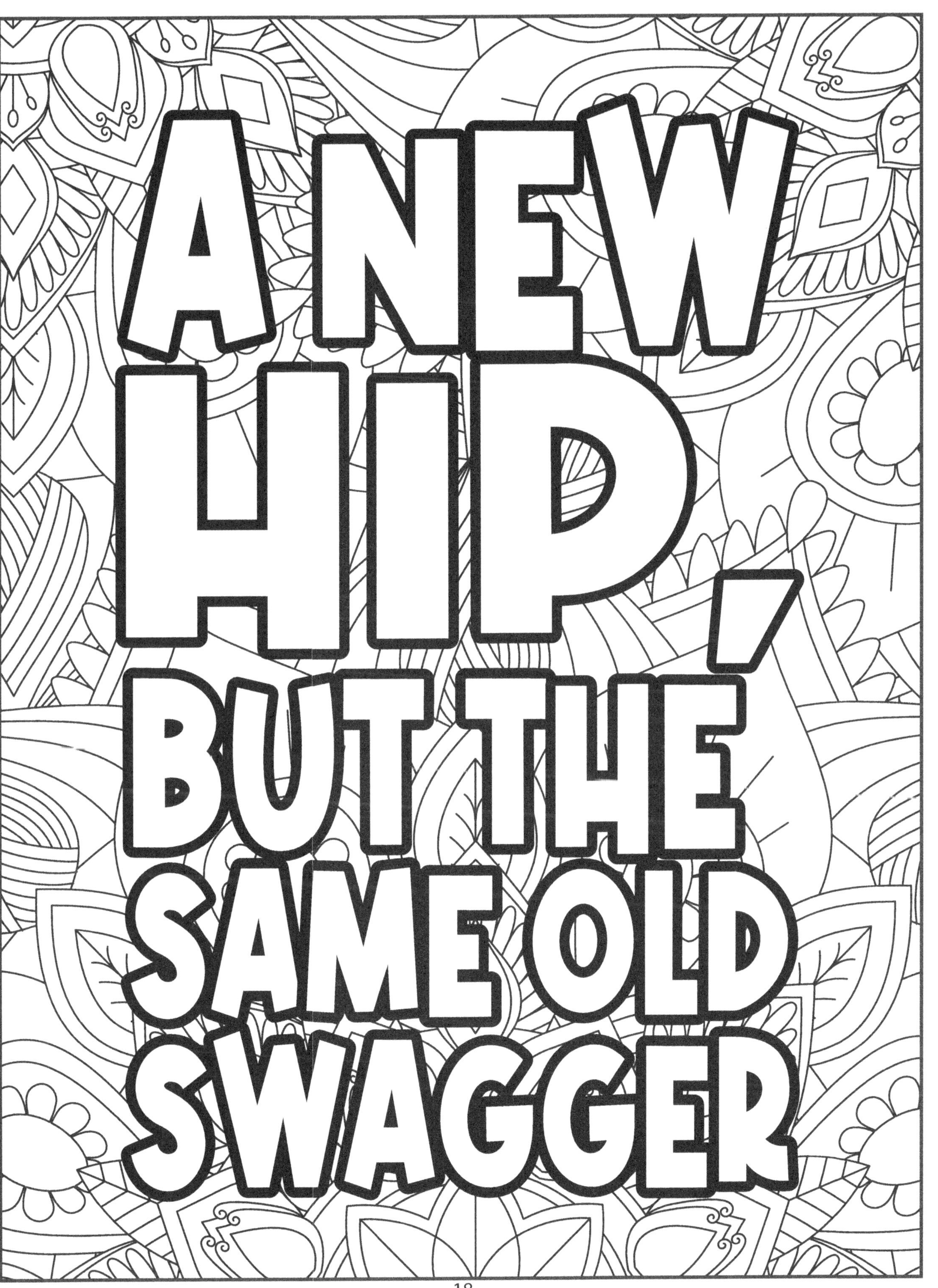
A NEW
HIP,
BUT THE
SAME OLD
SWAGGER

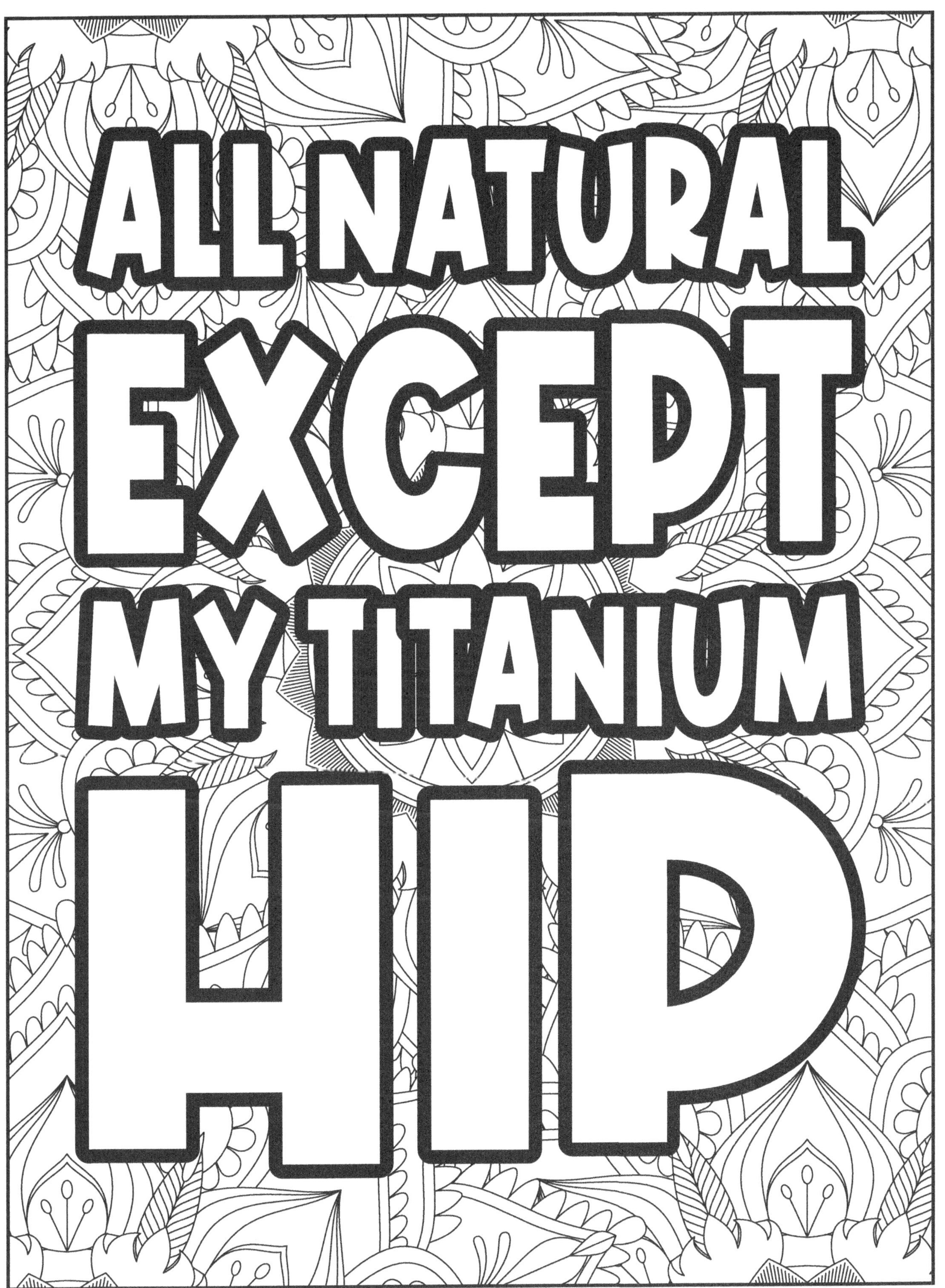
ALL NATURAL
EXCEPT
MY TITANIUM
HIP

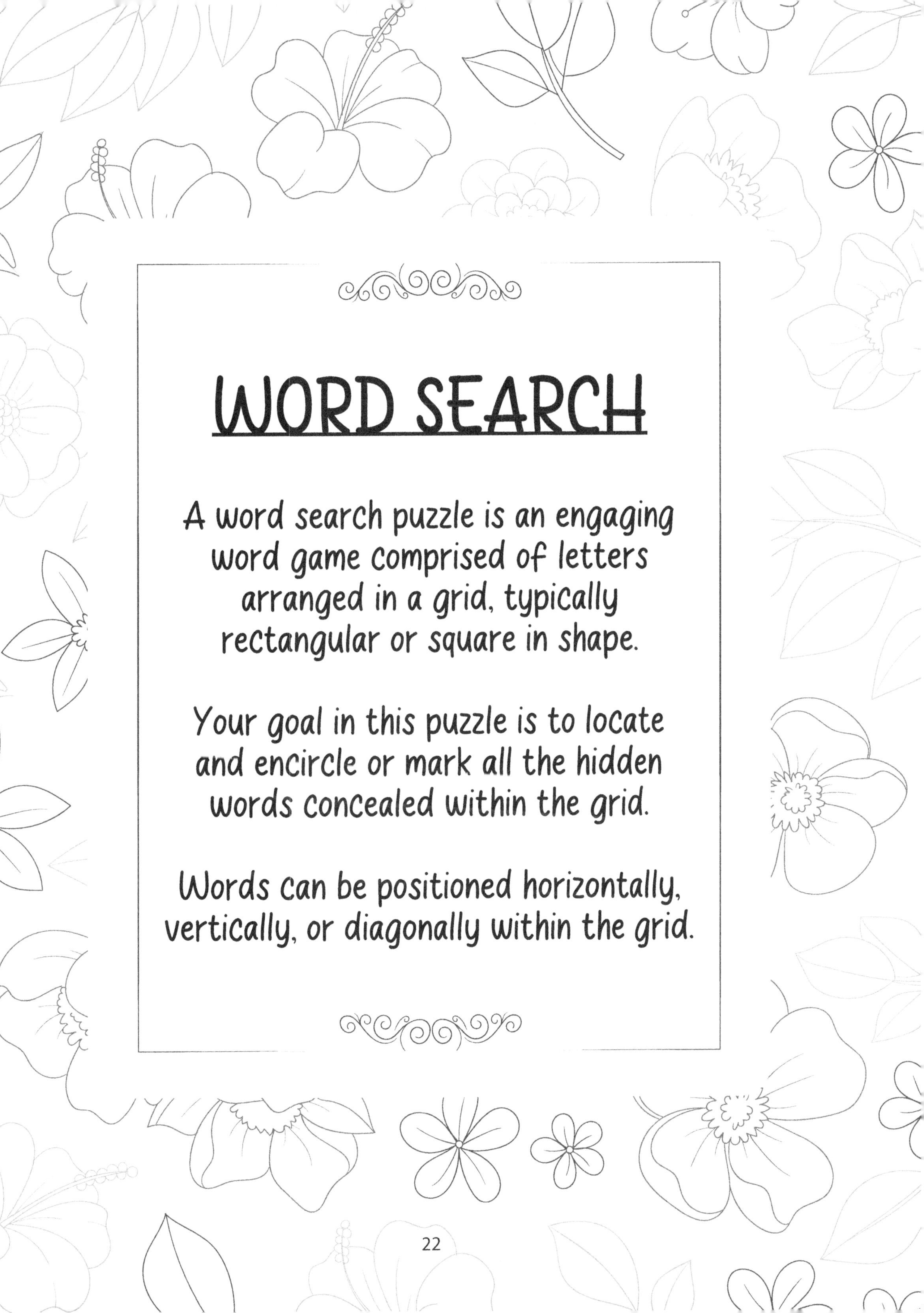

WORD SEARCH

A word search puzzle is an engaging word game comprised of letters arranged in a grid, typically rectangular or square in shape.

Your goal in this puzzle is to locate and encircle or mark all the hidden words concealed within the grid.

Words can be positioned horizontally, vertically, or diagonally within the grid.

WORD SEARCH #1

- Agree
- Aid
- Audience
- Blue
- Coast
- Deem
- Deposit
- Gratis
- Imaginary
- Insist
- Piano
- Property
- Tension
- Unfair
- Youth

J	C	G	R	P	E	F	V	Y	I	M	F	U	S	S	S	U	N
Q	U	H	U	U	C	X	Y	U	H	V	J	I	Y	T	E	Y	U
Y	R	A	N	I	G	A	M	I	B	G	P	P	J	J	W	B	R
H	V	E	X	K	T	Y	T	R	O	X	U	X	Q	V	Y	W	I
C	K	N	O	I	S	N	E	T	L	U	U	A	L	C	Q	Y	A
T	W	G	K	F	A	V	Y	T	R	E	P	O	R	P	S	T	F
Q	T	L	I	I	G	L	B	O	Y	H	I	K	G	S	H	W	N
M	K	F	D	P	K	R	G	M	P	H	H	B	T	H	S	Y	U
X	O	X	Q	S	E	F	A	T	Y	W	T	O	D	B	M	X	J
R	P	V	W	E	P	E	P	T	I	S	X	V	N	K	R	B	D
M	K	F	U	Y	Y	W	R	Y	I	S	R	O	R	A	H	S	R
A	C	D	Y	L	R	N	G	G	I	S	O	W	X	I	I	O	P
A	U	D	I	E	N	C	E	N	A	V	B	P	L	S	M	P	K
X	J	I	W	N	U	N	S	P	C	P	U	K	E	T	T	R	D
O	B	A	M	X	E	I	M	T	E	W	B	N	K	D	S	Y	A
I	S	U	Y	E	S	T	J	M	M	M	E	U	L	B	A	O	A
I	M	B	H	T	E	H	H	T	U	O	Y	P	P	Q	O	M	Y
H	U	N	E	F	P	D	E	E	L	J	B	I	Y	A	C	N	R

WORD SEARCH #2

- Addition
- Adorable
- Brass
- Burst
- Compel
- Cool
- Garbage
- Knock
- Lake
- Lying
- Polite
- Resolution
- Scratch
- Seashore
- Third

V	Q	S	E	A	S	H	O	R	E	R	N	F	T	J	E	I	Y
S	D	Y	T	Y	W	N	N	H	H	U	Y	F	T	K	D	R	D
M	S	M	L	I	R	P	G	A	X	D	G	E	A	K	S	S	E
D	P	O	L	I	T	E	N	D	H	T	K	L	Y	G	W	A	G
W	A	T	K	H	I	H	O	D	J	C	D	H	V	J	C	K	N
K	M	N	I	U	G	J	I	I	X	Q	O	I	S	G	B	I	I
N	C	F	E	X	A	R	T	T	B	D	O	U	C	S	B	U	Y
B	M	O	G	F	R	C	U	I	C	R	L	K	U	G	K	L	L
J	P	R	N	Y	B	J	L	O	K	R	A	O	M	B	J	S	C
K	H	C	R	K	A	W	O	N	W	V	H	S	D	V	S	V	L
R	R	E	T	X	G	L	S	R	S	C	O	B	S	I	F	T	U
M	N	L	H	X	E	L	E	O	T	U	F	P	W	P	S	J	W
I	F	B	I	T	K	S	R	A	M	O	S	G	L	R	I	R	Q
C	L	A	R	X	T	R	R	W	G	R	D	W	U	B	N	K	X
Y	O	R	D	Y	C	C	G	S	I	M	N	B	M	O	Y	C	F
U	B	O	B	N	S	O	P	L	X	F	C	L	C	E	O	C	E
K	N	D	E	L	X	X	K	O	U	I	S	I	L	U	H	U	A
X	F	A	W	I	A	C	O	M	P	F	L	F	M	J	P	X	T

WORD SEARCH #3

Ask
Donkey
Ear
Establishment
Game
House
Jumpy
Paper
Passenger
Rain
Reaction
Recall
Sidewalk
Soup
Speak

R A I N M S B I T N Q S P E F V G I
R M R C G G G I T V Q G M M U V X T
E M E I T N E M H S I L B A T S E A
K L A W E D I S R S D V W D C S A M
M R C W D Y Q S P E A K B Q E B J W
J P T M V E N D U A D B H S P V Y E
A F I Q O K U T K N W B U V L M A F
E G O Y C N G M F E M O H I E R P E
T S N J D O F Y U B H G X X V W K O
U R I G Q D G P A S S E N G E R S B
H E B A R P X W I X E G F K S Y J K
O C A M P E J L C F H K F V S T V W
P A L E P E J U C K M N P J U J X Q
O L I X S O U A M P P A J D Q B Y G
W L G Y A Y M G F P P C Q N X J V Y
O U V D S O O R W E Y T J Q F P Y V
Q F J J K I L V R R V L P P X Y B B
E L I A Q V E S U C S O U P F U C V

WORD SEARCH #4

Abrasive
Better
Brothers
Cause
Clumsy
Deeply
Generate
Grocery
History
Knotty
Load
Point
Quicksand
Region
Steady

S U Q D K H Y U V G U W D C B R X L
L Y D J W Y O B J W G R J P R M T L
W O T W U B O V A R E A F Q O O D C
K N W B V L J I O T H J C F T J R J
J R M N J V J C T X W O I S H N A J
T I N E E X E E X K O U I S E B I T
Y N I O I R B H E M L U N S R V T Y
I S I K Y A K L D Q C S Y A S G N E
H Q M O N U U N K G H D S I H J B O
Q G T U P O A M E U A I V N C Y X K
Y O G U L S T N O E V Y U O P L W A
R R L E K C E T T E W I O I V P M U
M O B C U R T S Y I R Q C G M E W A
V C I V A D N O W R N C K E T E I R
P U J T A E D C E O L N C R J D I Q
Q W E W S F N J Y R O T S I H T K L
V K L O A D L W A L R C U I T S L C
L E C A U S E E J W C Y I F Q C N O

WORD SEARCH #5

Chat
College
Concept
End
Former
Lazy
Lift
Miniature
Mute
Presume
Revenue
Safety
Strong
Sweep
Worry

W	D	K	T	F	I	L	U	V	B	F	D	Q	X	H	R	B	X
S	B	D	E	D	F	X	U	X	R	O	O	W	T	X	A	V	I
N	K	E	C	S	U	E	S	A	H	M	E	A	W	D	W	O	C
N	M	U	B	R	A	J	L	Y	L	R	H	N	O	C	Y	K	V
H	E	N	C	C	A	G	N	Y	S	C	Y	W	D	J	L	A	B
Q	B	E	E	O	G	R	H	L	L	L	N	T	Y	H	L	A	G
G	O	V	O	P	N	L	X	G	T	K	B	C	E	M	B	D	P
N	F	E	L	L	X	C	X	Y	K	O	E	U	J	F	S	A	M
U	I	R	A	V	Y	V	E	F	R	G	W	I	F	K	A	E	N
L	R	X	Z	F	J	K	O	P	E	R	B	P	F	G	R	S	V
E	X	M	Y	P	K	B	X	L	T	W	O	N	I	U	S	A	E
H	M	P	P	D	H	P	L	K	M	I	L	W	T	X	T	N	M
E	D	U	E	X	L	O	R	G	C	I	N	A	W	U	R	O	O
T	C	G	S	E	C	R	G	E	P	F	I	R	Y	F	O	Y	X
U	U	V	T	E	W	F	W	B	M	N	J	H	M	U	N	V	F
M	X	C	O	E	R	S	R	A	I	R	P	S	H	J	G	E	U
R	K	J	L	E	B	P	D	M	W	K	O	D	K	L	E	A	M
B	Q	L	J	E	O	J	D	K	P	G	Y	F	R	L	Y	K	O

WORD SEARCH #6

Answer
Bike
Bulb
Charity
Description
Differentiate
Encourage
Finance
Language
Magazine
Read
Sentence
Simplistic
Stocking
Strike

O	Q	Q	E	U	E	W	Y	D	Q	V	S	C	B	M	W	O	K
I	O	W	E	N	H	L	X	U	E	J	K	S	D	F	J	E	T
W	X	W	Y	K	O	W	L	K	S	R	A	C	B	W	E	C	J
R	N	G	O	O	X	M	I	O	E	K	I	R	T	S	G	I	V
T	Q	W	K	K	X	B	C	G	U	E	T	G	O	T	A	T	H
D	E	S	C	R	I	P	T	I	O	N	M	J	S	I	U	S	T
L	R	T	W	B	C	J	M	N	Q	H	F	T	S	J	G	I	E
N	P	K	Y	V	O	C	H	A	R	I	T	Y	N	Q	N	L	I
M	P	V	J	J	R	E	A	D	R	M	Q	X	E	L	A	P	S
T	M	D	Q	T	O	E	G	A	R	U	O	C	N	E	L	M	T
J	Q	V	S	E	N	T	E	N	C	E	N	N	F	F	S	I	O
W	D	J	S	I	U	E	I	H	G	D	L	K	T	M	R	S	C
U	S	B	Q	Y	Y	J	K	N	E	U	R	E	W	S	N	A	K
J	R	L	G	B	J	N	E	N	I	Z	A	G	A	M	I	X	I
A	A	U	A	C	U	P	S	I	V	O	O	P	R	N	A	M	N
C	T	B	R	M	B	U	F	I	N	A	N	C	E	Q	W	C	G
L	L	F	X	E	T	A	I	T	N	E	R	E	F	F	I	D	K
V	C	J	A	N	G	I	U	P	M	J	S	Q	C	F	R	U	S

WORD SEARCH #7

Basic
Bring
Cheese
Definition
Depart
Estate
Get
Iron
Population
Prove
Share
Shirt
Vast
White
Year

G G U Y F S N N U K V F S F J G P H
S K U Y X V B O O K R T T C Y K I W
P G J S E E W R I I G D E D I F D E
A I V U D A S W X T T T G U K S O F
Y J F A F K R E C C I A V N B F A L
Y J W J S E X S E V S N L C B M E B
H K I O W T P A B H F D I U R G U D
S V K O J A Y W V U C E W F P P M H
W K D L L T B G U E K P X Q E O O I
S S O U A S R R P J D A Q T A D P H
X G C D P E I K I F G R F Q B M O N
S U H R S W N A X I M T T V F O M F
U A A E G Y G V X M R S S S U V V R
D K G Y U V G T U C H O J O I A E B
S H A R E O F E S J P J N T S T L P
D I F O L W I T U T Y H E T I N X R
W Y P R O V E W L M H G R H T X R H
L L D F Q U W S H I R T W O V G R J

WORD SEARCH #8

Assignment
Derive
Drain
Exert
Explore
Female
Governor
Hall
Honey
Inflation
Nation
Quantity
Sack
Shake
Shop

F I J M I N F L A T I O N X V K L C
W G K F U S S Q S L O S B D S Q Y T
U Q V K Y X P J R N I P U R M Q K K
X C I U F U E X E R T G P A N G E Y
B K J U R W A X D K B L M I P B R T
G E X P L O R E O E G P T N O E T I
T R W H E V I R E D E I W I B J L T
M I A O E V T M W R N T Q I I C U N
I W D K B K T B D Q K J G P N H F A
Q E K A H S N C H F M P N O O T U U
H R S X C R E X O M E U L H I E O Q
P L G V A O M B N E H M L S T A V X
F L L T U N N U E Q D K A H A E U V
G S N T Y R G J Y I B U H L N I T S
K B J C E E I J W C Y G F Q E B N O
M S B I R V S L Q C R G H W F N R M
C F W V Y O S K M P F L K X A B W H
H E V M M G A W L N Y X O K C A S V

WORD SEARCH #9

Aloof
Characterise
Dad
Discreet
Explain
High
Hospital
Incandescent
Pie
Politics
Publish
Rebel
Recognize
Revive
Sell

K	X	O	X	V	X	K	X	D	Y	I	G	R	D	H	D	B	D
H	H	P	U	I	R	E	C	O	G	N	I	Z	E	G	A	A	E
U	G	S	H	I	N	X	T	H	J	N	I	P	U	U	D	T	W
G	K	I	N	D	N	C	N	E	V	X	W	S	F	N	J	T	K
L	V	I	H	K	R	P	A	M	E	S	F	G	T	E	V	C	Q
E	X	P	L	A	I	N	A	N	H	R	T	C	S	P	B	G	D
M	J	U	M	R	U	R	W	F	D	M	C	I	Q	J	O	A	W
K	O	F	I	R	V	I	X	V	V	E	R	S	T	V	O	R	V
I	V	V	E	W	O	K	W	L	G	E	S	D	I	T	O	P	Y
L	H	N	S	K	N	H	H	U	T	X	E	C	R	D	C	O	R
U	E	K	E	E	B	X	H	C	G	L	V	O	E	T	W	L	S
Y	H	H	H	V	K	L	A	P	A	C	Q	F	N	N	D	I	L
U	Y	T	S	L	I	R	I	T	F	G	F	Y	R	O	T	T	R
F	S	F	E	I	A	V	I	L	T	A	C	X	P	K	W	I	A
R	P	B	O	H	L	P	E	I	S	L	N	J	U	I	Y	C	P
P	E	J	C	O	S	B	U	R	I	L	T	A	F	V	E	S	E
R	X	S	R	O	L	K	U	J	G	E	H	F	Q	F	P	S	H
R	S	B	H	J	K	A	P	P	T	S	J	X	G	P	X	H	E

WORD SEARCH #10

Application
Capture
Decorous
Goat
Guttural
Merge
Possession
Recess
Resource
Send
Steel
Studio
Toothsome
Touch
Way

A	Q	U	U	T	O	U	C	H	T	W	G	K	S	A	N	D	J
N	V	X	Y	U	H	N	W	A	Y	J	C	S	P	S	T	V	S
K	M	T	R	J	O	B	B	O	S	C	E	P	I	R	H	T	T
D	O	B	H	E	M	J	U	M	T	C	L	R	U	R	W	G	U
E	G	N	Q	J	O	A	X	O	E	I	M	L	C	F	O	S	D
C	S	O	I	G	G	F	O	R	C	C	A	P	T	U	R	E	I
R	M	G	A	Y	C	T	F	A	S	G	S	S	B	V	V	R	O
U	E	E	S	T	H	M	T	L	C	T	W	H	B	V	D	I	R
O	Q	K	R	S	K	I	X	B	D	H	E	V	F	A	K	S	Y
S	S	J	O	G	O	K	S	N	D	R	D	E	U	Q	T	R	W
E	E	M	F	N	E	P	E	Q	U	E	L	C	L	Q	Y	N	Q
R	E	A	E	Y	G	S	E	E	D	E	C	W	T	W	Q	E	W
F	F	H	D	P	E	K	D	B	U	E	Y	O	T	B	J	B	B
U	N	S	E	K	R	L	N	G	I	V	N	M	R	J	S	J	U
F	R	L	A	R	U	T	T	U	G	S	Q	W	Y	O	J	T	U
Y	V	T	I	Q	A	I	R	O	O	E	I	J	G	J	U	B	X
T	J	N	N	V	B	C	X	K	K	G	X	P	R	N	F	S	H
P	O	S	S	E	S	S	I	O	N	M	R	C	J	U	N	B	M

WORD SEARCH #11

Analyst
Conceive
Fertile
Gentle
Grape
Keen
Lunchroom
Mine
Mitten
Need
Police
Promotion
Sudden
Surprise
Tangible

P	M	R	V	C	Q	A	O	A	J	P	J	M	J	S	R	B	S
R	X	B	Y	W	F	G	Q	P	U	G	W	L	X	O	R	B	E
O	Y	O	L	E	G	J	B	X	A	P	C	U	D	W	Y	U	H
M	T	E	N	G	E	X	G	C	W	E	L	B	I	G	N	A	T
O	E	V	B	S	S	E	S	M	E	V	H	N	U	J	S	L	E
T	N	I	E	S	U	P	M	L	I	E	P	O	Y	K	B	E	C
I	C	E	S	I	D	A	G	I	P	L	A	B	V	B	Y	M	I
O	N	C	I	A	D	R	E	H	R	I	B	Y	L	B	I	F	L
N	G	N	R	D	E	G	N	G	X	T	U	D	S	T	Y	W	O
F	H	O	P	I	N	V	T	I	P	R	M	D	T	T	U	K	P
X	B	C	R	H	L	D	L	V	C	E	V	E	H	U	T	G	E
R	I	R	U	N	P	M	E	D	P	F	N	N	K	S	T	R	C
M	Y	A	S	X	E	I	M	E	R	D	W	S	Y	F	C	Q	U
K	E	E	N	L	V	N	X	B	N	V	L	L	H	G	F	I	Y
C	F	U	A	Y	H	E	J	C	X	K	A	Q	M	F	V	C	M
A	D	I	G	X	V	J	J	W	Y	N	F	T	D	W	I	R	E
J	O	L	T	L	W	O	Y	B	A	A	E	E	L	P	O	X	K
F	M	N	D	F	O	M	O	O	R	H	C	N	U	L	S	R	G

WORD SEARCH #12

Advise
Attach
Breath
Copy
Director
Foregoing
Knot
Maid
Monitor
Party
Rate
Rule
Sir
Situate
Smoggy

N	G	D	B	G	E	J	S	R	C	D	H	S	O	D	L	B	D
M	Q	L	R	B	Q	Q	Q	S	J	K	A	O	E	Q	J	Q	R
T	D	P	E	C	G	S	V	N	L	G	U	T	Q	T	O	N	K
L	I	S	A	V	N	M	N	E	H	A	F	Q	T	W	E	T	F
X	A	A	T	N	Y	O	X	T	U	E	C	R	C	A	O	R	P
L	M	E	H	P	N	G	U	A	F	G	J	N	L	F	C	M	V
G	P	L	L	A	G	G	V	R	A	S	R	T	M	H	L	H	Y
A	H	U	L	R	T	Y	U	W	I	U	D	Y	P	D	L	M	P
W	L	R	L	T	S	X	I	H	E	S	W	K	I	V	T	H	O
G	X	H	R	Y	T	H	T	X	X	H	I	R	G	R	T	G	C
N	C	A	E	B	N	X	Q	U	H	E	E	T	E	K	B	K	N
I	V	Q	R	O	T	I	N	O	M	C	H	D	U	C	B	D	N
O	V	Y	O	U	S	B	D	E	T	L	X	G	C	A	Y	Q	R
G	C	U	W	E	B	K	Q	O	D	D	P	S	I	R	T	T	A
E	O	B	Q	D	L	J	R	W	C	F	N	F	Q	N	S	E	V
R	T	Q	Y	G	K	J	A	D	V	I	S	E	N	A	C	Q	R
O	H	J	E	H	C	X	U	V	A	C	U	X	A	I	V	U	U
F	P	R	L	B	U	C	B	S	L	V	Q	Q	X	D	T	S	M

WORD SEARCH #13

Cluttered
Disk
Distribute
Eminent
Fact
Friend
Hire
Insurance
Jagged
Lush
Nature
Perception
Possible
Remarkable
Sister

```
Q O D H W K H K M H W B T S U F E I
M B M M S U D U V R V E A R H L I S
H O U I T J N P D D F A C T B H I E
M S D H I X E K S G X D A I S I I R
A L D A D B I J H S X C S U D N A U
L J X W N Q R A A J E S L T R S P T
P R C F J R F G D D O K K M I U U A
H W V M Y J E G X P J O G E X R X N
L I O C K F Q E A E T Y W T U A T F
U B D C M U U D E F J N N E S N B P
S C E L B A K R A M E R E L F C V R
E R I H J I E L C Y C V J N C E J K
M A M B O T G E E N J D J O I X X R
K W I O S Y P X J K X Q O L U M Y J
U F I I G E D I S T R I B U T E E G
N V S W C K H V E F P Y U P F O O N
O H D Y C L U T T E R E D O U X F H
N O I T P E C R E P H D P O L D T T
```

WORD SEARCH #14

Activity
Arise
Bound
Cabinet
Dismiss
Economics
Election
Finish
List
Lock
Mode
Picture
President
Strict
Tea

```
K S O G N O E C O N O M I C S M Y N
U B A R X J J W B Y N W M W G O S G
L A C T I V I T Y N W O A P V D X V
T C K P N R W I F S T K N W Q E L L
C Y E R D G Y C E M A Y X S T P I H
V K J E Y P I C T U R E T E Y S M S
X P N S H H U E K Y H W I R T P J F
I F M I T L A W S T Y C A E M A M I
P Q U D C F R V K R E N Q A E C W N
N D D E I C I F Y V Y N G T T M U I
A B W N R H S V L D T N I X R M T S
Y U U T T O E X L W D I Y B I G I H
U O M J S R I R D P W U B B A I S T
Q V S G N W M V S M C G Y X A C K Q
N S S I M S I D Q L R R X A B O C B
I D V M S D P D N U O B R Y T E O L
J D Q A Y N V F V D P B H E F D L O
X K G J E L E C T I O N P X E O I F
```

WORD SEARCH #15

Argue
Deer
Disaster
Dress
Failure
Fall
Goose
Historical
Information
Interrupt
Jewel
Lean
Magical
Platform
Technology

F K L N L P I Y G O E S O O G P T G
C Q R A H B K N L O J E C C B C U X
T C O O C A U A F V R D R H X O J S
M I P X O I C O I O A N R L W K U K
B K Q I D I R H E F R E P H E P S Q
U U V E G G F O K V R M G O E W G P
T G E A V E T S T R T R A N R G E K
D R M L L R R N A S M C S T T K E J
Y O K I P U K U K E I O S D I N S T
G A Q E W Y K E L D A H E B A O L P
O U G J K Q K R C I D G R L I C N U
L J R C L A U K N N A N D U M J L R
O B L H Y G N I I E Q F D Y R G I R
N K L X B A G L V H B T X J I U L E
H U A Q E U G R A S F I O L Y X J T
C S F L F B Q W F P B U X J G N O N
E E M P Y T J M R O F T A L P M M I
T L G R T W R E T S A S I D M X W D

WORD SEARCH #16

Adapt
Alive
Bounce
Card
Coat
Crawl
Decision
Decline
Drum
Grandmother
Hesitant
Opt
Pass
Power
Visible

R L B Y Y P R T K N W F R W P L M I
A O D E D Q K P U O K Q D R U M V F
F Y Y E Q U C O P F U G A G A Y B S
K J N U C Q E L B I S I V W Y O C S
U D O E B L N N S V M B J L O R X A
A U I K O I I T S V S P T P A D A P
T N S B U T B N T U Q D J W Y Q A U
F A I T N B G I E I C A L N Y F Q I
Q B C D C P J H E N E O A X B Y D F
M C E I E I N T S U J R G P A U P F
K A D C B E A N K E V I L A O O V U
B R D F L O X R E W O P F H Y P R G
U D W T C Y J I C U T F F R I Q U W
J C Y V F I T F J T N A T I S E H F
D H U C M F J V L A B N X A J E U P
P O V H L M S Y Y E G H J V D P H Y
E O D E C G R A N D M O T H E R B Q
W K O C G D P A P E N A F L I S K V

WORD SEARCH #17

Client
Coal
Community
Employment
Enable
Hen
Lace
Land
Neighborly
Pass
Percentage
Reading
Recommendation
Sign
University

P Y K I C N R R S V N F J X G G O C
L M I W E A N E E L B A N E F R G O
N T N E M Y O L P M E I K P A I C A
Q E E O P E C U Y R T I U B S C B L
N Y H K C A H O P W G E D W C P M B
W N Y X C G V L M N Q G S N D N A L
R T B T E J X F I M A A H J G M I U
X T N E I F L D Y D U T K I U I C O
P D D J W S A I Y K T N E I L C S O
B Q V S W E R O C T Y E I W U B L S
V T Y K R D R E S K N C W T W Q H G
P G F E V A F N V V U R L D Y A W S
G A U K E U P B W I R E A T Y S N H
I R S V D R B M X H N P C J B Y X H
F N F S L J H O W X D U E E I R I W
G W U G K A P N P O L E B G U I W E
Y L R O B H G I E N I J A M B S K I
X I A N O I T A D N E M M O C E R U

WORD SEARCH #18

Article
Balance
Chain
Driving
Grow
Mention
Newspaper
Scatter
Scintillating
Setting
Tackle
Transportation
Unhappy
Voice
Wish

P Y R T G N I T A L L I T N I C S L
Y E E E A I H L V I E B G O B L G T
B M L K Y X O X G K E F S X X O R R
D G K C I X E I Q S C R N R A A V A
O D C J I T I G I P N O W E E Q Q N
D H A N G T N P F P A Y L T Q W T S
H B T X J I R B E H L F D T L S V P
S B F R V N C A D L A O X A A U K O
I N N I E U M N G J B F N C Y Y N R
W G R C G I N W E O D S J S A E U T
D D I G X T F H O K C A T T W X C A
I O B N L B L T A R R M K S G P N T
V E V I A D B X H P G H P Q Q B M I
M E N T I O N D Q X P A G J S V P O
K I I T G I S P S H P Y T R A C B N
W C Q E N I A H C E E V T S D W R Y
N E G S A S C M R U C N W P S G U T
Q C A G R F I G H J R D D D I O D K

WORD SEARCH #19

Apartment
Clutch
Deep
Delay
Dissolve
Equal
Forgive
Narrow
Provide
Ragged
Reflect
Robust
Strange
Use
Weigh

N A R R O W J B I Q E S Y V B S E R
W E A Y A I Q V W B I F L A U Q E P
T V W N Q E U Y T L I J K M F E U E
H L P A Y G H E F B E I W M N S E E
X O E Y U N D T R I U D U O E P D D
H S J W H A T C A H P S I M L F O M
T S L R U R S E G T D F K V L R D T
F I D N Y T A L G E V I G R O F K J
R D F E U S N F E O N R K G F R U J
W O F I L K G E D P E S I G A H P C
S A B F A A A R T O W I L U L O I K
Y S M U L T Y N Y K X B Y A C K V V
V B A J S R C M V P K B A A B E V N
R I O O R T T W N A J C L U T C H F
X L M R H K M S D F Y R H S M B S C
A P A R T M E N T U T G O U R C B H
R E C A B J S D W W J I W S K U S W
R W E I G H I N K J L S V W N T O W

WORD SEARCH #20

Additional
Association
Basket
Birthday
Buy
Cars
Childhood
Construct
Cultured
Curly
Fear
Grateful
Lower
Purple
Throat

E D B T L U F E T A R G Y W F U T C
T V M Y N E X P L S Q L I K P J I C
X L P X L J G R V I R D B U E D R J
P G G L E L P R U P V A W H D H I F
Y A D H T R I B T C T W C G F A R P
Y L R U C K K K P I F D C R C S A B
T T A O R H T C F G A H C E O K E Y
O O M U F A X E J D I X X W N D F M
H U G H O F W P D L G S N O S E N K
T T F Q X A T I D Y B K I L T R U Q
V A U J Q C T H M V U T P A R U E F
Y B T R V I O B G M A M D E U T T P
C H D U O O A N Y I O U I L C L T Y
E L F N D S U U C J U P D V T U E X
V J A R K W B O T L K V W I A C X E
P L E E O F S K V U J G V G K O E T
Y B T A X S J O R H I I R T U N A D
Y Q J K A Q E H P N A H U V J I O A

WORD SEARCH #21

Agency
Airport
Careless
Chivalrous
Cold
Concern
Discussion
Many
Marked
Negotiate
Offer
Presentation
Satisfaction
Toy
Two

```
B B R Y J Q S X J M A R K E D P I H
V P J G P P B L T V V C D G Q R X D
U K R N O I T C A F S I T A S X I R
L G X C C W A R L O E M L P S P L X
G D Q H I E T A I T O G E N P D D A
J Q B H S M A H H U N V L N C B N G
J O N O I T A T N E S E R P A I O E
R Q D O V R P W F I S M S F R W I N
M N F O O S N S X C T E E B E O S C
R Q G M N Q T V U R M Y I E L R S Y
I K T Q F J P O O O B H Q Q E G U F
L O W G V F N P C P R U N W S M C X
Y P O Q S O R T D L P L N R S E S X
M I W Y C I N R H W V C A W Q P I I
Y N T R A V J E N J H O D V K Y D O
N O G U F C X A F X X L M M I C G H
A V H W E M U O I F P D O U G H K I
M I N R E F F O S T N R E C N O C B
```

WORD SEARCH #22

Abiding
Army
Befitting
Contract
Examine
Ground
Justify
Know
Mixture
Pear
Photo
Relation
Respect
Square
Uncle

```
J T V B U N C L E G X N C U B L U T
O Y D E E C U W S R G O O O W T U Q
A H E X O P O W L N Q V N G I C U E
K V U F V N E Y B J V C T A J I O R
Y N J H K I Q X K E E P R N E F P U
Q J C E S E Y P P P Q S A F D G H T
V E U E H Q I K H T W U C M Y A O X
K A C S D E U D R A E P T T C G T I
P K X C T N K A X D S G P C N K O M
Q O X P V I U N R E U X Q I W F O S
P P B A P P F O B E N E D P T J B Y
T T X L O T C Y R P K I R J L H U J
T S K B L I D K M G B E M Y T T E I
O Y M R A X I U I A R S M A N K O M
X R W U S H R E S P E C T P X L W W
A M X O V J M Q U P H E A Y D E V S
S I Q J S U V M B E F I T T I N G Y
P F T M R E L A T I O N I S O B I O
```

WORD SEARCH #23

Baby
Coincide
Corn
Diligent
Exclusive
Houses
Memory
Personality
Problem
Product
Regulate
Sleep
Speech
Sponsor
Vehicle

P	T	L	N	X	M	K	Q	X	I	O	D	W	M	W	W	E	H
R	X	R	O	S	N	O	P	S	H	U	W	L	Y	E	V	W	F
O	P	B	M	W	G	D	C	I	Q	U	F	Y	Y	I	L	S	K
D	E	Y	U	M	W	U	Y	T	L	P	M	L	S	J	E	U	X
U	R	Y	N	V	Q	V	Y	C	D	U	H	U	O	S	H	A	R
C	S	T	D	O	E	Q	S	R	I	Q	L	E	U	B	O	S	V
T	O	J	O	H	G	R	W	K	S	C	X	O	U	G	X	E	V
D	N	G	I	Y	F	O	W	H	X	A	H	X	C	J	T	H	V
X	A	C	J	M	V	C	C	E	W	H	F	C	A	E	N	W	S
C	L	B	K	X	S	E	C	W	T	P	E	R	D	C	E	Q	L
E	I	D	J	Y	E	T	A	L	U	G	E	R	V	U	G	C	E
O	T	P	D	P	W	C	E	D	N	V	I	Q	U	C	I	B	E
W	Y	V	S	P	X	R	D	W	O	V	O	U	F	O	L	A	P
M	N	N	T	Y	E	L	D	G	I	N	E	U	N	R	I	O	K
E	D	I	C	N	I	O	C	O	C	X	C	S	G	N	D	T	C
F	G	Y	Y	R	O	M	E	M	L	M	E	L	B	O	R	P	V
K	E	C	R	C	Y	T	V	B	U	U	N	Y	M	Y	F	I	Y
J	C	Y	L	H	G	D	H	G	O	Y	I	B	A	B	Y	M	K

WORD SEARCH #24

Action
Actor
Habitual
Inquisitive
Invent
Kaput
Lend
Medicine
Needless
Signature
Summer
Taste
Telephone
Toes
Wood

N	N	S	X	F	I	N	Q	U	I	S	I	T	I	V	E	Q	N
H	L	X	S	P	F	H	X	H	F	J	G	V	L	A	W	E	W
Y	H	G	I	J	U	C	B	L	M	L	H	A	T	M	E	V	S
M	T	X	G	Y	L	Y	C	E	C	U	U	C	E	D	O	L	Y
X	A	D	N	E	L	G	N	X	K	T	V	D	L	F	N	A	C
A	S	K	A	T	C	N	A	F	I	K	I	E	S	I	O	O	V
B	T	W	T	E	C	G	D	B	T	C	S	U	U	L	L	U	Y
O	E	E	U	L	Y	Y	A	X	I	S	W	P	M	U	Y	H	P
O	Y	T	R	E	T	H	U	N	N	A	L	B	M	A	L	W	G
R	M	O	E	P	D	K	E	P	I	I	Y	Y	E	M	L	O	R
I	R	E	C	H	O	W	F	Y	S	P	B	Y	R	K	X	O	D
D	B	S	I	O	Q	R	W	X	Y	K	D	R	A	L	O	D	Y
D	T	J	I	N	T	U	P	A	K	I	D	F	X	V	A	K	X
R	A	W	X	E	V	P	E	R	Q	H	B	V	B	X	O	T	R
K	H	V	Q	B	I	L	O	P	X	F	X	T	N	E	V	N	I
V	I	E	D	U	E	T	A	C	T	I	O	N	E	P	V	I	M
K	L	N	U	C	C	D	J	N	I	W	A	J	U	E	W	S	I
I	I	J	L	A	B	X	W	N	T	O	W	A	B	T	G	J	F

WORD SEARCH #25

Ants
Classy
Discharge
Effort
Emerge
Establish
Guard
Improvement
Nutritious
Performance
Persuade
Resemble
Teacher
Title
Wash

```
K Q C W L H E E H O O R I Y E Y Y X
L O O E F G D S O L N F S B X K C D
K X C J C A I V C K K U Y H U E P E
B L Y H U L M L U R M S K M P P U C
Y H L S B E H D E M C L A S S Y A N
W I R A F J W H I A E I D U R N M A
Q E T F J H C L U S I D L I J A O M
P S O D N A M C V B C X T V B U T R
E R K K E L T I T U Y H B Q A L W O
T H N T D C A J D O D I A M L L V F
T N E M E V O R P M I R C R E E Q R
I W H G U A R D T W D H Y O G J J E
K M A W C E G R E M E R A S C E S P
V M Y P E T R G S I G S I O B D V K
X L R T K U N K X O N T L U O A M Y
W V D E H R P V S R D N G P V F Y T
L E L B M E S E R Q L A K K C V Y L
R W A S H S B S U O I T I R T U N X
```

WORD SEARCH #26

Acknowledge
Combination
Disturbed
Entail
Expression
Harmonious
Incorporate
Innate
Luxuriant
Materialistic
Prepare
Preserve
Receipt
Republic
Time

```
P S A E R A P E R P R E S E R V E E
G R E L A S P G H S V G K B Q P P K
J E M T C C H L S U O I N O M R A H
K P I N A B K C U K B C A M B L K C
W U T E Y R P N W X D U U K L L U M
Y B B Q D A O M O Y U D F B A I R A
B L W I B E H P F W D R N K N A O T
B I B D O A B P R E L O I Y O T N E
W C C W N I G R X O I E G A H N J R
W T Y N N W P P U T C Y D B N E W I
S F V N L Y R W A T S N D G S T O A
R W A Q P E F N A N S T I A E I Y L
A T S W S J I Y X V F I Y L R E I I
E C H S K B S X Y F K D D R B K Q S
B U I K M A B C C F S O U J L K P T
R O U O Q X F D V H I U I G N T E I
N G C A P D Q P A M W P M A O T M C
W Q C O R E C E I P T B R R X B K U
```

WORD SEARCH #27

Attitude
Consequence
Contain
Forbid
Guitar
Historian
Jittery
Large
Mental
Receive
Secure
Slide
Start
Tend
Vacation

A O F E O O H A W M C J J X B C X W
H N O V W T U I U H L I A O H I U I
I G U I T A R O S V G T J D K X M T
M U L E W S P S T T T H J G T R X E
L R O C M N T V A I O K G K Y V F N
G T D E B F W A T D E R I H E P V D
Y E K R H O P U R Q O B I D A U M D
P Y B K I U D B J T J F X A B N Q B
N U A J Q E P Q I P D I O H N I N T
D E K N F J E S P R S O A T U Q M X
D E C N E U Q E S N O C J D H N U N
F O R B I D R O M B L I L A I M G T
J L I E D I L S V Y T A G A T N G D
N R E R U C E S W T R F T N W F L O
A V L O L W L N E G L N L M U T Y W
U I V B J B B R E C O D V E C D Y W
N H G W F U Y E X C V Q L A T N E M
X O R C T P U P N O I T A C A V N M

WORD SEARCH #28

Accompany
Analysis
Coffee
Connection
Drink
Friendship
Giraffe
Heat
Middle
Own
Physics
Plead
Position
Professor
Secretary

J Y K F A N A L Y S I S S N L T I K
Y L M N W O J T C S Y K O X T N S D
K R M Q X U L I S M X I H M P H W W
Y E X V H M S E P A T H I P O L H R
U L P D E Y C H A C K M P U S F M T
T D L P H R Q E E P F O M V K X X U
G D X P E E V N Y D S G Y F P W V V
C I O T H V N N R I F H M W C W H F
H M A G E O A W T R P B F D A E L P
I R V Q C P X I I U R W G T C R H D
Y T J T M J O E F N O S I K N I R D
M L C O C N N K P W F L R P F O X F
Y U C R V D U C U U E E A X Y F T J
J C V W S P B V K M S E F D I A R S
A N F H C Q Y B O L S F F L E B P E
N D I N E L A R L E O F E H A Y T X
A P A Q S M H P C J R O M D H A Y M
B A A J V H V I G E L C N P C D J O

WORD SEARCH #29

- Advertisement
- Angry
- Call
- Conclusion
- Confident
- Consult
- Giant
- Horrible
- Insect
- Invest
- Lonely
- Obvious
- Orange
- Require
- Workable

F	W	C	W	X	V	I	M	K	B	I	H	D	M	O	O	M	I
R	Y	Q	I	B	C	J	X	W	N	O	D	W	T	B	O	W	J
G	T	L	U	S	N	O	C	O	R	T	S	S	A	V	P	Y	J
V	G	T	C	H	A	G	I	R	O	E	E	P	C	I	J	M	F
L	U	D	C	N	C	S	I	E	T	V	R	O	A	O	B	M	R
B	A	U	G	M	U	B	K	F	N	E	I	T	B	U	A	D	I
V	W	R	F	L	L	U	V	I	E	R	O	N	B	S	J	Y	Y
Q	Y	H	C	E	R	H	D	L	M	E	L	A	Q	C	T	O	O
Y	Y	N	G	R	B	N	Y	L	E	Q	D	I	L	F	Y	T	V
H	O	A	L	F	K	I	H	A	S	U	L	G	W	T	Q	N	B
C	Y	E	M	D	O	W	Y	C	I	I	J	J	O	O	V	E	S
I	N	S	E	C	T	F	L	C	T	R	X	Y	R	B	O	D	L
Q	F	O	I	Q	N	O	E	H	R	E	T	F	K	E	U	I	O
H	C	I	E	V	D	F	N	V	E	X	M	H	A	G	P	F	B
J	L	C	M	F	E	Q	O	G	V	C	Y	B	B	N	B	N	H
S	G	J	D	K	L	O	L	Y	D	B	B	G	L	A	F	O	T
Y	I	N	X	V	L	B	H	D	A	C	G	Y	E	R	Q	C	V
G	O	N	Q	U	Q	O	X	B	W	Q	H	F	K	O	Y	D	J

WORD SEARCH #30

- Advertise
- Beg
- Clocks
- Cumbersome
- Delightful
- Detailed
- Dream
- Hard
- Heavy
- Lady
- Member
- Repeat
- Respond
- Scissors
- Wheel

D	K	X	S	I	H	N	C	I	X	B	H	P	E	R	T	Q	U
E	R	M	A	Y	R	T	W	P	V	F	E	N	M	O	O	S	A
T	Y	E	D	J	J	C	A	L	P	F	U	G	T	U	Q	C	S
A	G	A	P	K	P	X	G	F	R	E	S	P	O	N	D	I	P
I	L	K	D	E	R	E	B	M	E	M	G	C	Q	F	R	S	Q
L	C	W	I	R	A	D	V	D	D	U	V	P	K	X	E	S	F
E	U	W	F	P	A	T	C	M	S	H	I	F	J	H	U	O	H
D	A	H	O	R	K	H	Q	B	B	H	I	J	U	I	W	R	G
W	D	E	Q	A	G	V	E	L	L	L	F	I	W	T	Y	S	O
W	V	E	P	T	V	T	P	M	E	N	D	W	U	K	D	T	M
H	E	L	Q	V	J	J	X	R	O	C	M	U	C	P	R	X	M
P	R	D	T	S	K	T	O	A	H	S	T	Y	W	X	E	Y	S
I	T	O	Q	Q	U	T	J	L	U	C	R	N	K	A	A	P	K
V	I	W	Q	U	N	F	I	Y	G	B	K	E	M	I	M	E	C
N	S	V	L	U	F	T	H	G	I	L	E	D	B	P	I	T	O
W	E	D	S	U	W	C	J	Q	L	A	O	V	W	M	F	S	L
Y	R	U	D	Q	X	U	A	Y	F	N	Y	W	U	V	U	G	C
N	T	Y	V	A	E	H	N	O	B	A	J	K	C	M	K	C	P

WORD SEARCH #1 (Solution)

Agree
Aid
Audience
Blue
Coast
Deem
Deposit
Gratis
Imaginary
Insist
Piano
Property
Tension
Unfair
Youth

J	C	G	R	P	E	F	V	Y	I	M	F	U	S	S	S	U	N
Q	U	H	U	U	C	X	Y	U	H	V	J	I	Y	T	E	Y	U
Y	R	A	N	I	G	A	M	I	B	G	P	P	J	J	W	B	R
H	V	E	X	K	T	Y	T	R	O	X	U	X	Q	V	Y	W	I
C	K	N	O	I	S	N	E	T	L	U	U	A	L	C	Q	Y	A
T	W	G	K	F	A	V	Y	T	R	E	P	O	R	P	S	T	F
Q	T	L	I	I	G	L	B	O	Y	H	I	K	G	S	H	W	N
M	K	F	D	P	K	R	G	M	P	H	H	B	T	H	S	Y	U
X	O	X	Q	S	E	F	A	T	Y	W	T	O	D	B	M	X	J
R	P	V	W	E	P	E	P	T	I	S	X	V	N	K	R	B	D
M	K	F	U	Y	Y	W	R	Y	I	S	R	O	R	A	H	S	R
A	C	D	Y	L	R	N	G	G	I	S	O	W	X	I	I	O	P
A	U	D	I	E	N	C	E	N	A	V	B	P	L	S	M	P	K
X	J	I	W	N	U	N	S	P	C	P	U	K	E	T	T	R	D
O	B	A	M	X	E	I	M	T	E	W	B	N	K	D	S	Y	A
I	S	U	Y	E	S	T	J	M	M	M	E	U	L	B	A	O	A
I	M	B	H	T	E	H	H	T	U	O	Y	P	P	Q	O	M	Y
H	U	N	E	F	P	D	E	E	L	J	B	I	Y	A	C	N	R

WORD SEARCH #2 (Solution)

Addition
Adorable
Brass
Burst
Compel
Cool
Garbage
Knock
Lake
Lying
Polite
Resolution
Scratch
Seashore
Third

V	Q	S	E	A	S	H	O	R	E	R	N	F	T	J	E	I	Y
S	D	Y	T	Y	W	N	N	H	H	U	Y	F	T	K	D	R	D
M	S	M	L	I	R	P	G	A	X	D	G	E	A	K	S	S	E
D	P	O	L	I	T	E	N	D	H	T	K	L	Y	G	W	A	G
W	A	T	K	H	I	H	O	D	J	C	D	H	V	J	C	K	N
K	M	N	I	U	G	J	I	I	X	Q	O	I	S	G	B	I	I
N	C	F	E	X	A	R	T	T	B	D	O	U	C	S	B	U	Y
B	M	O	G	F	R	C	U	I	C	R	L	K	U	G	K	L	L
J	P	R	N	Y	B	J	L	O	K	R	A	O	M	B	J	S	C
K	H	C	R	K	A	W	O	N	W	V	H	S	D	V	S	V	L
R	R	E	T	X	G	L	S	R	S	C	O	B	S	I	F	T	U
M	N	L	H	X	E	L	E	O	T	U	F	P	W	P	S	J	W
I	F	B	I	T	K	S	R	A	M	O	S	G	L	R	I	R	Q
C	L	A	R	X	T	R	R	W	G	R	D	W	U	B	N	K	X
Y	O	R	D	Y	C	C	G	S	I	M	N	B	M	O	Y	C	F
U	B	O	B	N	S	O	P	L	X	F	C	L	C	E	O	C	E
K	N	D	E	L	X	X	K	O	U	I	S	I	L	U	H	U	A
X	F	A	W	I	A	C	O	M	P	E	L	F	M	J	P	X	F

WORD SEARCH #3 (Solution)

- Ask
- Donkey
- Ear
- Establishment
- Game
- House
- Jumpy
- Paper
- Passenger
- Rain
- Reaction
- Recall
- Sidewalk
- Soup
- Speak

R	A	I	N	M	S	B	I	T	N	Q	S	P	E	F	V	G	I
R	M	R	C	G	G	G	I	T	V	Q	G	M	M	U	V	X	T
E	M	E	I	T	N	E	M	H	S	I	L	B	A	T	S	E	A
K	L	A	W	E	D	I	S	R	S	D	V	W	D	C	S	A	M
M	R	C	W	D	Y	Q	S	P	E	A	K	B	Q	E	B	J	W
J	P	T	M	V	E	N	D	U	A	D	B	H	S	P	V	Y	E
A	F	I	Q	O	K	U	T	K	N	W	B	U	V	L	M	A	F
E	G	O	Y	C	N	G	M	F	E	M	O	H	I	E	R	P	E
T	S	N	J	D	O	F	Y	U	B	H	G	X	X	V	W	K	O
U	R	I	G	Q	D	G	P	A	S	S	E	N	G	E	R	S	B
H	E	B	A	R	P	X	W	I	X	E	G	F	K	S	Y	J	K
O	C	A	M	P	E	J	L	C	F	H	K	F	V	S	T	V	W
P	A	L	E	P	E	J	U	C	K	M	N	P	J	U	J	X	Q
O	L	I	X	S	O	U	A	M	P	P	A	J	D	Q	B	Y	G
W	L	G	Y	A	Y	M	G	F	P	P	C	Q	N	X	J	V	Y
O	U	V	D	S	O	O	R	W	E	Y	T	J	Q	F	P	Y	V
Q	F	J	J	K	I	L	V	R	R	V	L	P	P	X	Y	B	B
E	L	I	A	Q	V	E	S	U	C	S	O	U	P	F	U	C	V

WORD SEARCH #4 (Solution)

- Abrasive
- Better
- Brothers
- Cause
- Clumsy
- Deeply
- Generate
- Grocery
- History
- Knotty
- Load
- Point
- Quicksand
- Region
- Steady

S	U	Q	D	K	H	Y	U	V	G	U	W	D	C	B	R	X	L
L	Y	D	J	W	Y	O	B	J	W	G	R	J	P	R	M	T	L
W	O	T	W	U	B	O	V	A	R	E	A	F	Q	O	O	D	C
K	N	W	B	V	L	J	I	O	T	H	J	C	F	T	J	R	J
J	R	M	N	J	V	J	C	T	X	W	O	I	S	H	N	A	J
T	I	N	E	E	X	E	E	X	K	O	U	I	S	E	B	I	T
Y	N	I	O	I	R	B	H	E	M	L	U	N	S	R	V	T	Y
I	S	I	K	Y	A	K	L	D	Q	C	S	Y	A	S	G	N	E
H	Q	M	O	N	U	U	N	K	G	H	D	S	I	H	J	B	O
Q	G	T	U	P	O	A	M	E	U	A	I	V	N	C	Y	X	K
Y	O	G	U	L	S	T	N	O	E	V	Y	U	O	P	L	W	A
R	R	L	E	K	C	E	T	T	E	W	I	O	I	V	P	M	U
M	O	B	C	U	R	T	S	Y	I	R	Q	C	G	M	E	W	A
V	C	I	V	A	D	N	O	W	R	N	C	K	E	T	E	I	R
P	U	J	T	A	E	D	C	E	O	L	N	C	R	J	D	I	Q
Q	W	E	W	S	F	N	J	Y	R	O	T	S	I	H	T	K	L
V	K	L	O	A	D	L	W	A	L	R	C	U	I	T	S	L	C
L	E	C	A	U	S	E	E	J	W	C	Y	I	F	Q	C	N	O

WORD SEARCH #5 (Solution)

Chat
College
Concept
End
Former
Lazy
Lift
Miniature
Mute
Presume
Revenue
Safety
Strong
Sweep
Worry

W	D	K	T	F	I	L	U	V	B	F	D	Q	X	H	R	B	X
S	B	D	E	D	F	X	U	X	R	O	O	W	T	X	A	V	I
N	K	E	C	S	U	E	S	A	H	M	E	A	W	D	W	O	C
N	M	U	B	R	A	J	L	Y	L	R	H	N	O	C	Y	K	V
H	E	N	C	C	A	G	N	Y	S	C	Y	W	D	J	L	A	B
Q	B	E	E	O	G	R	H	L	L	L	N	T	Y	H	L	A	G
G	O	V	O	P	N	L	X	G	T	K	B	C	E	M	B	D	P
N	F	E	L	L	X	C	X	Y	K	O	E	U	J	F	S	A	M
U	I	R	A	V	Y	V	E	F	R	G	W	I	F	K	A	E	N
L	R	X	Z	F	J	K	O	P	E	R	B	P	F	G	R	S	V
E	X	M	Y	P	K	B	X	L	T	W	O	N	I	U	S	A	E
H	M	P	P	D	H	P	L	K	M	I	L	W	T	X	T	N	M
E	D	U	E	X	L	O	R	G	C	I	N	A	W	U	R	O	O
T	C	G	S	E	C	R	G	E	P	F	I	R	Y	F	O	Y	X
U	U	V	T	E	W	F	W	B	M	N	J	H	M	U	N	V	F
M	X	C	O	E	R	S	R	A	I	R	P	S	H	J	G	E	U
R	K	J	L	E	B	P	D	M	W	K	O	D	K	L	E	A	M
B	Q	L	J	E	O	J	D	K	P	G	Y	F	R	L	Y	K	O

WORD SEARCH #6 (Solution)

Answer
Bike
Bulb
Charity
Description
Differentiate
Encourage
Finance
Language
Magazine
Read
Sentence
Simplistic
Stocking
Strike

O	Q	Q	E	U	E	W	Y	D	Q	V	S	C	B	M	W	O	K
I	O	W	E	N	H	L	X	U	E	J	K	S	D	F	J	E	T
W	X	W	Y	K	O	W	L	K	S	R	A	C	B	W	E	C	J
R	N	G	O	O	X	M	I	O	E	K	I	R	T	S	G	I	V
T	Q	W	K	K	X	B	C	G	U	E	T	G	O	T	A	T	H
D	E	S	C	R	I	P	T	I	O	N	M	J	S	I	U	S	T
L	R	T	W	B	C	J	M	N	Q	H	F	T	S	J	G	I	E
N	P	K	Y	V	O	C	H	A	R	I	T	Y	N	Q	N	L	I
M	P	V	J	J	R	E	A	D	R	M	Q	X	E	L	A	P	S
T	M	D	Q	T	O	E	G	A	R	U	O	C	N	E	L	M	T
J	Q	V	S	E	N	T	E	N	C	E	N	N	F	F	S	I	O
W	D	J	S	I	U	E	I	H	G	D	L	K	T	M	R	S	C
U	S	B	Q	Y	Y	J	K	N	E	U	R	E	W	S	N	A	K
J	R	L	G	B	J	N	E	N	I	Z	A	G	A	M	I	X	I
A	A	U	A	C	U	P	S	I	V	O	O	P	R	N	A	M	N
C	T	B	R	M	B	U	F	I	N	A	N	C	E	Q	W	C	G
L	L	F	X	E	T	A	I	T	N	E	R	E	F	F	I	D	K
V	C	J	A	N	G	I	U	P	M	J	S	Q	C	F	R	U	S

WORD SEARCH #7 (Solution)

- Basic
- Bring
- Cheese
- Definition
- Depart
- Estate
- Get
- Iron
- Population
- Prove
- Share
- Shirt
- Vast
- White
- Year

G	G	U	Y	F	S	N	N	U	K	V	F	S	F	J	G	P	H
S	K	U	Y	X	V	B	O	O	K	R	T	T	C	Y	K	I	W
P	G	J	S	E	E	W	R	I	I	G	D	E	D	I	F	D	E
A	I	V	U	D	A	S	W	X	T	T	T	G	U	K	S	O	F
Y	J	F	A	F	K	R	E	C	C	I	A	V	N	B	F	A	L
Y	J	W	J	S	E	X	S	E	V	S	N	L	C	B	M	E	B
H	K	I	O	W	T	P	A	B	H	F	D	I	U	R	G	U	D
S	V	K	O	J	A	Y	W	V	U	C	E	W	F	P	P	M	H
W	K	D	L	L	T	B	G	U	E	K	P	X	Q	E	O	O	I
S	S	O	U	A	S	R	R	P	J	D	A	Q	T	A	D	P	H
X	G	C	D	P	E	I	K	I	F	G	R	F	Q	B	M	O	N
S	U	H	R	S	W	N	A	X	I	M	T	T	V	F	O	M	F
U	A	A	E	G	Y	G	V	X	M	R	S	S	S	U	V	V	R
D	K	G	Y	U	V	G	T	U	C	H	O	J	O	I	A	E	B
S	H	A	R	E	O	F	E	S	J	P	J	N	T	S	T	L	P
D	I	F	O	L	W	I	T	U	T	Y	H	E	T	I	N	X	R
W	Y	P	R	O	V	E	W	L	M	H	G	R	H	T	X	R	H
L	L	D	F	Q	U	W	S	H	I	R	T	W	O	V	G	R	J

WORD SEARCH #8 (Solution)

- Assignment
- Derive
- Drain
- Exert
- Explore
- Female
- Governor
- Hall
- Honey
- Inflation
- Nation
- Quantity
- Sack
- Shake
- Shop

F	I	J	M	I	N	F	L	A	T	I	O	N	X	V	K	L	C
W	G	K	F	U	S	S	Q	S	L	O	S	B	D	S	Q	Y	T
U	Q	V	K	Y	X	P	J	R	N	I	P	U	R	M	Q	K	K
X	C	I	U	F	U	E	X	E	R	T	G	P	A	N	G	E	Y
B	K	J	U	R	W	A	X	D	K	B	L	M	I	P	B	R	T
G	E	X	P	L	O	R	E	O	E	G	P	T	N	O	E	T	I
T	R	W	H	E	V	I	R	E	D	E	I	W	I	B	J	L	T
M	I	A	O	E	V	T	M	W	R	N	T	Q	I	I	C	U	N
I	W	D	K	B	K	T	B	D	Q	K	J	G	P	N	H	F	A
Q	E	K	A	H	S	N	C	H	F	M	P	N	O	O	T	U	U
H	R	S	X	C	R	E	X	O	M	E	U	L	H	I	E	O	Q
P	L	G	V	A	O	M	B	N	E	H	M	L	S	T	A	V	X
F	L	L	T	U	N	N	U	E	Q	D	K	A	H	A	E	U	V
G	S	N	T	Y	R	G	J	Y	I	B	U	H	L	N	I	T	S
K	B	J	C	E	E	I	J	W	C	Y	G	F	Q	E	B	N	O
M	S	B	I	R	V	S	L	Q	C	R	G	H	W	F	N	R	M
C	F	W	V	Y	O	S	K	M	P	F	L	K	X	A	B	W	H
H	E	V	M	M	G	A	W	L	N	Y	X	O	K	C	A	S	V

WORD SEARCH #9 (Solution)

Aloof
Characterise
Dad
Discreet
Explain
High
Hospital
Incandescent
Pie
Politics
Publish
Rebel
Recognize
Revive
Sell

K	X	O	X	V	X	K	X	D	Y	I	G	R	D	H	D	B	D
H	H	P	U	I	R	E	C	O	G	N	I	Z	E	G	A	A	E
U	G	S	H	I	N	X	T	H	J	N	I	P	U	U	D	T	W
G	K	I	N	D	N	C	N	E	V	X	W	S	F	N	J	T	K
L	V	I	H	K	R	P	A	M	E	S	F	G	T	E	V	C	Q
E	X	P	L	A	I	N	A	N	H	R	T	C	S	P	B	G	D
M	J	U	M	R	U	R	W	F	D	M	C	I	Q	J	O	A	W
K	O	F	I	R	V	I	X	V	V	E	R	S	T	V	O	R	V
I	V	V	E	W	O	K	W	L	G	E	S	D	I	T	O	P	Y
L	H	N	S	K	N	H	H	U	T	X	E	C	R	D	C	O	R
U	E	K	E	E	B	X	H	C	G	L	V	O	E	T	W	L	S
Y	H	H	H	V	K	L	A	P	A	C	Q	F	N	N	D	I	L
U	Y	T	S	L	I	R	I	T	F	G	F	Y	R	O	T	T	R
F	S	F	E	I	A	V	I	L	T	A	C	X	P	K	W	I	A
R	P	B	O	H	L	P	E	I	S	L	N	J	U	I	Y	C	P
P	E	J	C	O	S	B	U	R	I	L	T	A	F	V	E	S	E
R	X	S	R	O	L	K	U	J	G	E	H	F	Q	F	P	S	H
R	S	B	H	J	K	A	P	P	T	S	J	X	G	P	X	H	E

WORD SEARCH #10 (Solution)

Application
Capture
Decorous
Goat
Guttural
Merge
Possession
Recess
Resource
Send
Steel
Studio
Toothsome
Touch
Way

A	Q	U	U	T	O	U	C	H	T	W	G	K	S	A	N	D	J
N	V	X	Y	U	H	N	W	A	Y	J	C	S	P	S	T	V	S
K	M	T	R	J	O	B	B	O	S	C	E	P	I	R	H	T	T
D	O	B	H	E	M	J	U	M	T	C	L	R	U	R	W	G	U
E	G	N	Q	J	O	A	X	O	E	I	M	L	C	F	O	S	D
C	S	O	I	G	G	F	O	R	C	C	A	P	T	U	R	E	I
R	M	G	A	Y	C	T	F	A	S	G	S	S	B	V	V	R	O
U	E	E	S	T	H	M	T	L	C	T	W	H	B	V	D	I	R
O	Q	K	R	S	K	I	X	B	D	H	E	V	F	A	K	S	Y
S	S	J	O	G	O	K	S	N	D	R	D	E	U	Q	T	R	W
E	E	M	F	N	E	P	E	Q	U	E	L	C	L	Q	Y	N	Q
R	E	A	E	Y	G	S	E	E	D	E	C	W	T	W	Q	E	W
F	F	H	D	P	E	K	D	B	U	E	Y	O	T	B	J	B	B
U	N	S	E	K	R	L	N	G	I	V	N	M	R	J	S	J	U
F	R	L	A	R	U	T	T	U	G	S	Q	W	Y	O	J	T	U
Y	V	T	I	Q	A	I	R	O	O	E	I	J	G	J	U	B	X
T	J	N	N	V	B	C	X	K	K	G	X	P	R	N	F	S	H
P	O	S	S	E	S	S	I	O	N	M	R	C	J	U	N	B	M

WORD SEARCH #11 (Solution)

Analyst
Conceive
Fertile
Gentle
Grape
Keen
Lunchroom
Mine
Mitten
Need
Police
Promotion
Sudden
Surprise
Tangible

P	M	R	V	C	Q	A	O	A	J	P	J	M	J	S	R	B	S
R	X	B	Y	W	F	G	Q	P	U	G	W	L	X	O	R	B	E
O	Y	O	L	E	G	J	B	X	A	P	C	U	D	W	Y	U	H
M	T	E	N	G	E	X	G	C	W	E	L	B	I	G	N	A	T
O	E	V	B	S	S	E	S	M	E	V	H	N	U	J	S	L	E
T	N	I	E	S	U	P	M	L	I	E	P	O	Y	K	B	E	C
I	C	E	S	I	D	A	G	I	P	L	A	B	V	B	Y	M	I
O	N	C	I	A	D	R	E	H	R	I	B	Y	L	B	I	F	L
N	G	N	R	D	E	G	N	G	X	T	U	D	S	T	Y	W	O
F	H	O	P	I	N	V	T	I	P	R	M	D	T	T	U	K	P
X	B	C	R	H	L	D	L	V	C	E	V	E	H	U	T	G	E
R	I	R	U	N	P	M	E	D	P	F	N	N	K	S	T	R	C
M	Y	A	S	X	E	I	M	E	R	D	W	S	Y	F	C	Q	U
K	E	E	N	L	V	N	X	B	N	V	L	L	H	G	F	I	Y
C	F	U	A	Y	H	E	J	C	X	K	A	Q	M	F	V	C	M
A	D	I	G	X	V	J	J	W	Y	N	F	T	D	W	I	R	E
J	O	L	T	L	W	O	Y	B	A	A	E	E	L	P	O	X	K
F	M	N	D	F	O	M	O	O	R	H	C	N	U	L	S	R	G

WORD SEARCH #12 (Solution)

Advise
Attach
Breath
Copy
Director
Foregoing
Knot
Maid
Monitor
Party
Rate
Rule
Sir
Situate
Smoggy

N	G	D	B	G	E	J	S	R	C	D	H	S	O	D	L	B	D
M	Q	L	R	B	Q	Q	Q	S	J	K	A	O	E	Q	J	Q	R
T	D	P	E	C	G	S	V	N	L	G	U	T	Q	T	O	N	K
L	I	S	A	V	N	M	N	E	H	A	F	Q	T	W	E	T	F
X	A	A	T	N	Y	O	X	T	U	E	C	R	C	A	O	R	P
L	M	E	H	P	N	G	U	A	F	G	J	N	L	F	C	M	V
G	P	L	L	A	G	G	V	R	A	S	R	T	M	H	L	H	Y
A	H	U	L	R	T	Y	U	W	I	U	D	Y	P	D	L	M	P
W	L	R	L	T	S	X	I	H	E	S	W	K	I	V	T	H	O
G	X	H	R	Y	T	H	T	X	X	H	I	R	G	R	T	G	C
N	C	A	E	B	N	X	Q	U	H	E	E	T	E	K	B	K	N
I	V	Q	R	O	T	I	N	O	M	C	H	D	U	C	B	D	N
O	V	Y	O	U	S	B	D	E	T	L	X	G	C	A	Y	Q	R
G	C	U	W	E	B	K	Q	O	D	D	P	S	I	R	T	T	A
E	O	B	Q	D	L	J	R	W	C	F	N	F	Q	N	S	E	V
R	T	Q	Y	G	K	J	A	D	V	I	S	E	N	A	C	Q	R
O	H	J	E	H	C	X	U	V	A	C	U	X	A	I	V	U	U
F	P	R	L	B	U	C	B	S	L	V	Q	Q	X	D	T	S	M

WORD SEARCH #13 (Solution)

Cluttered
Disk
Distribute
Eminent
Fact
Friend
Hire
Insurance
Jagged
Lush
Nature
Perception
Possible
Remarkable
Sister

Q	O	D	H	W	K	H	K	M	H	W	B	T	S	U	F	E	I
M	B	M	M	S	U	D	U	V	R	V	E	A	R	H	L	I	S
H	O	U	I	T	J	N	P	D	D	F	A	C	T	B	H	I	E
M	S	D	H	I	X	E	K	S	G	X	D	A	I	S	I	I	R
A	L	D	A	D	B	I	J	H	S	X	C	S	U	D	N	A	U
L	J	X	W	N	Q	R	A	A	J	E	S	L	T	R	S	P	T
P	R	C	F	J	R	F	G	D	D	O	K	K	M	I	U	U	A
H	W	V	M	Y	J	E	G	X	P	J	O	G	E	X	R	X	N
L	I	O	C	K	F	Q	E	A	E	T	Y	W	T	U	A	T	F
U	B	D	C	M	U	U	D	E	F	J	N	N	E	S	N	B	P
S	C	E	L	B	A	K	R	A	M	E	R	E	L	F	C	V	R
E	R	I	H	J	I	E	L	C	Y	C	V	J	N	C	E	J	K
M	A	M	B	O	T	G	E	E	N	J	D	J	O	I	X	X	R
K	W	I	O	S	Y	P	X	J	K	X	Q	O	L	U	M	Y	J
U	F	I	I	G	E	D	I	S	T	R	I	B	U	T	E	E	G
N	V	S	W	C	K	H	V	E	F	P	Y	U	P	F	O	O	N
O	H	D	Y	C	L	U	T	T	E	R	E	D	O	U	X	F	H
N	O	I	T	P	E	C	R	E	P	H	D	P	O	L	D	T	T

WORD SEARCH #14 (Solution)

Activity
Arise
Bound
Cabinet
Dismiss
Economics
Election
Finish
List
Lock
Mode
Picture
President
Strict
Tea

K	S	O	G	N	O	E	C	O	N	O	M	I	C	S	M	Y	N
U	B	A	R	X	J	J	W	B	Y	N	W	M	W	G	O	S	G
L	A	C	T	I	V	I	T	Y	N	W	O	A	P	V	D	X	V
T	C	K	P	N	R	W	I	F	S	T	K	N	W	Q	E	L	L
C	Y	E	R	D	G	Y	C	E	M	A	Y	X	S	T	P	I	H
V	K	J	E	Y	P	I	C	T	U	R	E	T	E	Y	S	M	S
X	P	N	S	H	H	U	E	K	Y	H	W	I	R	T	P	J	F
I	F	M	I	T	L	A	W	S	T	Y	C	A	E	M	A	M	I
P	Q	U	D	C	F	R	V	K	R	E	N	Q	A	E	C	W	N
N	D	D	E	I	C	I	F	Y	V	Y	N	G	T	T	M	U	I
A	B	W	N	R	H	S	V	L	D	T	N	I	X	R	M	T	S
Y	U	U	T	T	O	E	X	L	W	D	I	Y	B	I	G	I	H
U	O	M	J	S	R	I	R	D	P	W	U	B	B	A	I	S	T
Q	V	S	G	N	W	M	V	S	M	C	G	Y	X	A	C	K	Q
N	S	S	I	M	S	I	D	Q	L	R	R	X	A	B	O	C	B
I	D	V	M	S	D	P	D	N	U	O	B	R	Y	T	E	O	L
J	D	Q	A	Y	N	V	F	V	D	P	B	H	E	F	D	L	O
X	K	G	J	E	L	E	C	T	I	O	N	P	X	E	O	I	F

WORD SEARCH #15 (Solution)

- Argue
- Deer
- Disaster
- Dress
- Failure
- Fall
- Goose
- Historical
- Information
- Interrupt
- Jewel
- Lean
- Magical
- Platform
- Technology

F	K	L	N	L	P	I	Y	G	O	E	S	O	O	G	P	T	G
C	Q	R	A	H	B	K	N	L	O	J	E	C	C	B	C	U	X
T	C	O	O	C	A	U	A	F	V	R	D	R	H	X	O	J	S
M	I	P	X	O	I	C	O	I	O	A	N	R	L	W	K	U	K
B	K	Q	I	D	I	R	H	E	F	R	E	P	H	E	P	S	Q
U	U	V	E	G	G	F	O	K	V	R	M	G	O	E	W	G	P
T	G	E	A	V	E	T	S	T	R	T	R	A	N	R	G	E	K
D	R	M	L	L	R	R	N	A	S	M	C	S	T	T	K	E	J
Y	O	K	I	P	U	K	U	K	E	I	O	S	D	I	N	S	T
G	A	Q	E	W	Y	K	E	L	D	A	H	E	B	A	O	L	P
O	U	G	J	K	Q	K	R	C	I	D	G	R	L	I	C	N	U
L	J	R	C	L	A	U	K	N	N	A	N	D	U	M	J	L	R
O	B	L	H	Y	G	N	I	I	E	Q	F	D	Y	R	G	I	R
N	K	L	X	B	A	G	L	V	H	B	T	X	J	I	U	L	E
H	U	A	Q	E	U	G	R	A	S	F	I	O	L	Y	X	J	T
C	S	F	L	F	B	Q	W	F	P	B	U	X	J	G	N	O	N
E	E	M	P	Y	T	J	M	R	O	F	T	A	L	P	M	M	I
T	L	G	R	T	W	R	E	T	S	A	S	I	D	M	X	W	D

WORD SEARCH #16 (Solution)

- Adapt
- Alive
- Bounce
- Card
- Coat
- Crawl
- Decision
- Decline
- Drum
- Grandmother
- Hesitant
- Opt
- Pass
- Power
- Visible

R	L	B	Y	Y	P	R	T	K	N	W	F	R	W	P	L	M	I
A	O	D	E	D	Q	K	P	U	O	K	Q	D	R	U	M	V	F
F	Y	Y	E	Q	U	C	O	P	F	U	G	A	G	A	Y	B	S
K	J	N	U	C	Q	E	L	B	I	S	I	V	W	Y	O	C	S
U	D	O	E	B	L	N	N	S	V	M	B	J	L	O	R	X	A
A	U	I	K	O	I	I	T	S	V	S	P	T	P	A	D	A	P
T	N	S	B	U	T	B	N	T	U	Q	D	J	W	Y	Q	A	U
F	A	I	T	N	B	G	I	E	I	C	A	L	N	Y	F	Q	I
Q	B	C	D	C	P	J	H	E	N	E	O	A	X	B	Y	D	F
M	C	E	I	E	I	N	T	S	U	J	R	G	P	A	U	P	F
K	A	D	C	B	E	A	N	K	E	V	I	L	A	O	O	V	U
B	R	D	F	L	O	X	R	E	W	O	P	F	H	Y	P	R	G
U	D	W	T	C	Y	J	I	C	U	T	F	F	R	I	Q	U	W
J	C	Y	V	F	I	T	F	J	T	N	A	T	I	S	E	H	F
D	H	U	C	M	F	J	V	L	A	B	N	X	A	J	E	U	P
P	O	V	H	L	M	S	Y	Y	E	G	H	J	V	D	P	H	Y
E	O	D	E	C	G	R	A	N	D	M	O	T	H	E	R	B	Q
W	K	O	C	G	D	P	A	P	E	N	A	F	L	I	S	K	V

WORD SEARCH #17 (Solution)

Client
Coal
Community
Employment
Enable
Hen
Lace
Land
Neighborly
Pass
Percentage
Reading
Recommendation
Sign
University

P Y K I C N R R S V N F J X G G O C
L M I W E A N E E L B A N E F R G O
N T N E M Y O L P M E I K P A I C A
Q E E O P E C U Y R T I U B S C B L
N Y H K C A H O P W G E D W C P M B
W N Y X C G V L M N Q G S N D N A L
R T B T E J X F I M A A H J G M I U
X T N E I F L D Y D U T K I U I C O
P D D J W S A I Y K T N E I L C S O
B Q V S W E R O C T Y E I W U B L S
V T Y K R D R E S K N C W T W Q H G
P G F E V A F N V V U R L D Y A W S
G A U K E U P B W I R E A T Y S N H
I R S V D R B M X H N P C J B Y X H
F N F S L J H O W X D U E E I R I W
G W U G K A P N P O L E B G U I W E
Y L R O B H G I E N I J A M B S K I
X I A N O I T A D N E M M O C E R U

WORD SEARCH #18 (Solution)

Article
Balance
Chain
Driving
Grow
Mention
Newspaper
Scatter
Scintillating
Setting
Tackle
Transportation
Unhappy
Voice
Wish

P Y R T G N I T A L L I T N I C S L
Y E E E A I H L V I E B G O B L G T
B M L K Y X O X G K E F S X X O R R
D G K C I X E I Q S C R N R A A V A
O D C J I T I G I P N O W E E Q Q N
D H A N G T N P F P A Y L T Q W T S
H B T X J I R B E H L F D T L S V P
S B F R V N C A D L A O X A A U K O
I N N I E U M N G J B F N C Y Y N R
W G R C G I N W E O D S J S A E U T
D D I G X T F H O K C A T T W X C A
I O B N L B L T A R R M K S G P N T
V E V I A D B X H P G H P Q Q B M I
M E N T I O N D Q X P A G J S V P O
K I I T G I S P S H P Y T R A C B N
W C Q E N I A H C E E V T S D W R Y
N E G S A S C M R U C N W P S G U T
Q C A G R F I G H J R D D D I O D K

WORD SEARCH #19 (Solution)

Apartment
Clutch
Deep
Delay
Dissolve
Equal
Forgive
Narrow
Provide
Ragged
Reflect
Robust
Strange
Use
Weigh

N	A	R	R	O	W	J	B	I	Q	E	S	Y	V	B	S	E	R
W	E	A	Y	A	I	Q	V	W	B	I	F	L	A	U	Q	E	P
T	V	W	N	Q	E	U	Y	T	L	I	J	K	M	F	E	U	E
H	L	P	A	Y	G	H	E	F	B	E	I	W	M	N	S	E	E
X	O	E	Y	U	N	D	T	R	I	U	D	U	O	E	P	D	D
H	S	J	W	H	A	T	C	A	H	P	S	I	M	L	F	O	M
T	S	L	R	U	R	S	E	G	T	D	F	K	V	L	R	D	T
F	I	D	N	Y	T	A	L	G	E	V	I	G	R	O	F	K	J
R	D	F	E	U	S	N	F	E	O	N	R	K	G	F	R	U	J
W	O	F	I	L	K	G	E	D	P	E	S	I	G	A	H	P	C
S	A	B	F	A	A	A	R	T	O	W	I	L	U	L	O	I	K
Y	S	M	U	L	T	Y	N	Y	K	X	B	Y	A	C	K	V	V
V	B	A	J	S	R	C	M	V	P	K	B	A	A	B	E	V	N
R	I	O	O	R	T	T	W	N	A	J	C	L	U	T	C	H	F
X	L	M	R	H	K	M	S	D	F	Y	R	H	S	M	B	S	C
A	P	A	R	T	M	E	N	T	U	T	G	O	U	R	C	B	H
R	E	C	A	B	J	S	D	W	W	J	I	W	S	K	U	S	W
R	W	E	I	G	H	I	N	K	J	L	S	V	W	N	T	O	W

WORD SEARCH #20 (Solution)

Additional
Association
Basket
Birthday
Buy
Cars
Childhood
Construct
Cultured
Curly
Fear
Grateful
Lower
Purple
Throat

E	D	B	T	L	U	F	E	T	A	R	G	Y	W	F	U	T	C
T	V	M	Y	N	E	X	P	L	S	Q	L	I	K	P	J	I	C
X	L	P	X	L	J	G	R	V	I	R	D	B	U	E	D	R	J
P	G	G	L	E	L	P	R	U	P	V	A	W	H	D	H	T	F
Y	A	D	H	T	R	I	B	T	C	T	W	C	G	F	A	R	P
Y	L	R	U	C	K	K	K	P	I	F	D	C	R	C	S	A	B
T	T	A	O	R	H	T	C	F	G	A	H	C	E	O	K	E	Y
O	O	M	U	F	A	X	E	J	D	I	X	X	W	N	D	F	M
H	U	G	H	O	F	W	P	D	L	G	S	N	O	S	E	N	K
T	T	F	Q	X	A	T	I	D	Y	B	K	I	L	T	R	U	Q
V	A	U	J	Q	C	T	H	M	V	U	T	P	A	R	U	E	F
Y	B	T	R	V	I	O	B	G	M	A	M	D	E	U	T	T	P
C	H	D	U	O	O	A	N	Y	I	O	U	I	L	C	L	T	Y
E	L	F	N	D	S	U	U	C	J	U	P	D	V	T	U	E	X
V	J	A	R	K	W	B	O	T	L	K	V	W	I	A	C	X	E
P	L	E	E	O	F	S	K	V	U	J	G	V	G	K	O	E	T
Y	B	T	A	X	S	J	O	R	H	I	I	R	T	U	N	A	D
Y	Q	J	K	A	Q	E	H	P	N	A	H	U	V	J	I	O	A

WORD SEARCH #21 (Solution)

Agency
Airport
Careless
Chivalrous
Cold
Concern
Discussion
Many
Marked
Negotiate
Offer
Presentation
Satisfaction
Toy
Two

B	B	R	Y	J	Q	S	X	J	M	A	R	K	E	D	P	I	H
V	P	J	G	P	P	B	L	T	V	V	C	D	G	Q	R	X	D
U	K	R	N	O	I	T	C	A	F	S	I	T	A	S	X	I	R
L	G	X	C	C	W	A	R	L	O	E	M	L	P	S	P	L	X
G	D	Q	H	I	E	T	A	I	T	O	G	E	N	P	D	D	A
J	Q	B	H	S	M	A	H	H	U	N	V	L	N	C	B	N	G
J	O	N	O	I	T	A	T	N	E	S	E	R	P	A	I	O	E
R	Q	D	O	V	R	P	W	F	I	S	M	S	F	R	W	I	N
M	N	F	O	O	S	N	S	X	C	T	E	E	B	E	O	S	C
R	Q	G	M	N	Q	T	V	U	R	M	Y	I	E	L	R	S	Y
I	K	T	Q	F	J	P	O	O	O	B	H	Q	Q	E	G	U	F
L	O	W	G	V	F	N	P	C	P	R	U	N	W	S	M	C	X
Y	P	O	Q	S	O	R	T	D	L	P	L	N	R	S	E	S	X
M	I	W	Y	C	I	N	R	H	W	V	C	A	W	Q	P	I	I
Y	N	T	R	A	V	J	E	N	J	H	O	D	V	K	Y	D	O
N	O	G	U	F	C	X	A	F	X	X	L	M	M	I	C	G	H
A	V	H	W	E	M	U	O	I	F	P	D	O	U	G	H	K	I
M	I	N	R	E	F	F	O	S	T	N	R	E	C	N	O	C	B

WORD SEARCH #22 (Solution)

Abiding
Army
Befitting
Contract
Examine
Ground
Justify
Know
Mixture
Pear
Photo
Relation
Respect
Square
Uncle

J	T	V	B	U	N	C	L	E	G	X	N	C	U	B	L	U	T
O	Y	D	E	E	C	U	W	S	R	G	O	O	O	W	T	U	Q
A	H	E	X	O	P	O	W	L	N	Q	V	N	G	I	C	U	E
K	V	U	F	V	N	E	Y	B	J	V	C	T	A	J	I	O	R
Y	N	J	H	K	I	Q	X	K	E	E	P	R	N	E	F	P	U
Q	J	C	E	S	E	Y	P	P	P	Q	S	A	F	D	G	H	T
V	E	U	E	H	Q	I	K	H	T	W	U	C	M	Y	A	O	X
K	A	C	S	D	E	U	D	R	A	E	P	T	T	C	G	T	I
P	K	X	C	T	N	K	A	X	D	S	G	P	C	N	K	O	M
Q	O	X	P	V	I	U	N	R	E	U	X	Q	I	W	F	O	S
P	P	B	A	P	P	F	O	B	E	N	E	D	P	T	J	B	Y
T	T	X	L	O	T	C	Y	R	P	K	I	R	J	L	H	U	J
T	S	K	B	L	I	D	K	M	G	B	E	M	Y	T	T	E	I
O	Y	M	R	A	X	I	U	I	A	R	S	M	A	N	K	O	M
X	R	W	U	S	H	R	E	S	P	E	C	T	P	X	L	W	W
A	M	X	O	V	J	M	Q	U	P	H	E	A	Y	D	E	V	S
S	I	Q	J	S	U	V	M	B	E	F	I	T	T	I	N	G	Y
P	F	T	M	R	E	L	A	T	I	O	N	I	S	O	B	I	O

WORD SEARCH #23 (Solution)

- Baby
- Coincide
- Corn
- Diligent
- Exclusive
- Houses
- Memory
- Personality
- Problem
- Product
- Regulate
- Sleep
- Speech
- Sponsor
- Vehicle

P	T	L	N	X	M	K	Q	X	I	O	D	W	M	W	W	E	H
R	X	R	O	S	N	O	P	S	H	U	W	L	Y	E	V	W	F
O	P	B	M	W	G	D	C	I	Q	U	F	Y	Y	I	L	S	K
D	E	Y	U	M	W	U	Y	T	L	P	M	L	S	J	E	U	X
U	R	Y	N	V	Q	V	Y	C	D	U	H	U	O	S	H	A	R
C	S	T	D	O	E	Q	S	R	I	Q	L	E	U	B	O	S	V
T	O	J	O	H	G	R	W	K	S	C	X	O	U	G	X	E	V
D	N	G	I	Y	F	O	W	H	X	A	H	X	C	J	T	H	V
X	A	C	J	M	V	C	C	E	W	H	F	C	A	E	N	W	S
C	L	B	K	X	S	E	C	W	T	P	E	R	D	C	E	Q	L
E	I	D	J	Y	E	T	A	L	U	G	E	R	V	U	G	C	E
O	T	P	D	P	W	C	E	D	N	V	I	Q	U	C	I	B	E
W	Y	V	S	P	X	R	D	W	O	V	O	U	F	O	L	A	P
M	N	N	T	Y	E	L	D	G	I	N	E	U	N	R	I	O	K
E	D	I	C	N	I	O	C	O	C	X	C	S	G	N	D	T	C
F	G	Y	Y	R	O	M	E	M	L	M	E	L	B	O	R	P	V
K	E	C	R	C	Y	T	V	B	U	U	N	Y	M	Y	F	I	Y
J	C	Y	L	H	G	D	H	G	O	Y	I	B	A	B	Y	M	K

WORD SEARCH #24 (Solution)

- Action
- Actor
- Habitual
- Inquisitive
- Invent
- Kaput
- Lend
- Medicine
- Needless
- Signature
- Summer
- Taste
- Telephone
- Toes
- Wood

N	N	S	X	F	I	N	Q	U	I	S	I	T	I	V	E	Q	N
H	L	X	S	P	F	H	X	H	F	J	G	V	L	A	W	E	W
Y	H	G	I	J	U	C	B	L	M	L	H	A	T	M	E	V	S
M	T	X	G	Y	L	Y	C	E	C	U	U	C	E	D	O	L	Y
X	A	D	N	E	L	G	N	X	K	T	V	D	L	F	N	A	C
A	S	K	A	T	C	N	A	F	I	K	I	E	S	I	O	O	V
B	T	W	T	E	C	G	D	B	T	C	S	U	U	L	L	U	Y
O	E	E	U	L	Y	Y	A	X	I	S	W	P	M	U	Y	H	P
O	Y	T	R	E	T	H	U	N	N	A	L	B	M	A	L	W	G
R	M	O	E	P	D	K	E	P	I	I	Y	Y	E	M	L	O	R
I	R	E	C	H	O	W	F	Y	S	P	B	Y	R	K	X	O	D
D	B	S	I	O	Q	R	W	X	Y	K	D	R	A	L	O	D	Y
D	T	J	I	N	T	U	P	A	K	I	D	F	X	V	A	K	X
R	A	W	X	E	V	P	E	R	Q	H	B	V	B	X	O	T	R
K	H	V	Q	B	I	L	O	P	X	F	X	T	N	E	V	N	I
V	I	E	D	U	E	T	A	C	T	I	O	N	E	P	V	I	M
K	L	N	U	C	C	D	J	N	I	W	A	J	U	E	W	S	I
I	I	J	L	A	B	X	W	N	T	O	W	A	B	T	G	J	F

WORD SEARCH #25 (Solution)

Ants
Classy
Discharge
Effort
Emerge
Establish
Guard
Improvement
Nutritious
Performance
Persuade
Resemble
Teacher
Title
Wash

K	Q	C	W	L	H	E	E	H	O	O	R	I	Y	E	Y	Y	X
L	O	O	E	F	G	D	S	O	L	N	F	S	B	X	K	C	D
K	X	C	J	C	A	I	V	C	K	K	U	Y	H	U	E	P	E
B	L	Y	H	U	L	M	L	U	R	M	S	K	M	P	P	U	C
Y	H	L	S	B	E	H	D	E	M	C	L	A	S	S	Y	A	N
W	I	R	A	F	J	W	H	I	A	E	I	D	U	R	N	M	A
Q	E	T	F	J	H	C	L	U	S	I	D	L	I	J	A	O	M
P	S	O	D	N	A	M	C	V	B	C	X	T	V	B	U	T	R
E	R	K	K	E	L	T	I	T	U	Y	H	B	Q	A	L	W	O
T	H	N	T	D	C	A	J	D	O	D	I	A	M	L	L	V	F
T	N	E	M	E	V	O	R	P	M	I	R	C	R	E	E	Q	R
I	W	H	G	U	A	R	D	T	W	D	H	Y	O	G	J	J	E
K	M	A	W	C	E	G	R	E	M	E	R	A	S	C	E	S	P
V	M	Y	P	E	T	R	G	S	I	G	S	I	O	B	D	V	K
X	L	R	T	K	U	N	K	X	O	N	T	L	U	O	A	M	Y
W	V	D	E	H	R	P	V	S	R	D	N	G	P	V	F	Y	T
L	E	L	B	M	E	S	E	R	Q	L	A	K	K	C	V	Y	L
R	W	A	S	H	S	B	S	U	O	I	T	I	R	T	U	N	X

WORD SEARCH #26 (Solution)

Acknowledge
Combination
Disturbed
Entail
Expression
Harmonious
Incorporate
Innate
Luxuriant
Materialistic
Prepare
Preserve
Receipt
Republic
Time

P	S	A	E	R	A	P	E	R	P	R	E	S	E	R	V	E	E
G	R	E	L	A	S	P	G	H	S	V	G	K	B	Q	P	P	K
J	E	M	T	C	C	H	L	S	U	O	I	N	O	M	R	A	H
K	P	I	N	A	B	K	C	U	K	B	C	A	M	B	L	K	C
W	U	T	E	Y	R	P	N	W	X	D	U	U	K	L	L	U	M
Y	B	B	Q	D	A	O	M	O	Y	U	D	F	B	A	I	R	A
B	L	W	I	B	E	H	P	F	W	D	R	N	K	N	A	O	T
B	I	B	D	O	A	B	P	R	E	L	O	I	Y	O	T	N	E
W	C	C	W	N	I	G	R	X	O	I	E	G	A	H	N	J	R
W	T	Y	N	N	W	P	P	U	T	C	Y	D	B	N	E	W	I
S	F	V	N	L	Y	R	W	A	T	S	N	D	G	S	T	O	A
R	W	A	Q	P	E	F	N	A	N	S	T	I	A	E	I	Y	L
A	T	S	W	S	J	I	Y	X	V	F	I	Y	L	R	E	I	I
E	C	H	S	K	B	S	X	Y	F	K	D	D	R	B	K	Q	S
B	U	I	K	M	A	B	C	C	F	S	O	U	J	L	K	P	T
R	O	U	O	Q	X	F	D	V	H	I	U	I	G	N	T	E	I
N	G	C	A	P	D	Q	P	A	M	W	P	M	A	O	T	M	C
W	Q	C	O	R	E	C	E	I	P	T	B	R	R	X	B	K	U

WORD SEARCH #27 (Solution)

Attitude
Consequence
Contain
Forbid
Guitar
Historian
Jittery
Large
Mental
Receive
Secure
Slide
Start
Tend
Vacation

A	O	F	E	O	O	H	A	W	M	C	J	J	X	B	C	X	W
H	N	O	V	W	T	U	I	U	H	L	I	A	O	H	I	U	I
I	G	U	I	T	A	R	O	S	V	G	T	J	D	K	X	M	T
M	U	L	E	W	S	P	S	T	T	T	H	J	G	T	R	X	E
L	R	O	C	M	N	T	V	A	I	O	K	G	K	Y	V	F	N
G	T	D	E	B	F	W	A	T	D	E	R	I	H	E	P	V	D
Y	E	K	R	H	O	P	U	R	Q	O	B	I	D	A	U	M	D
P	Y	B	K	I	U	D	B	J	T	J	F	X	A	B	N	Q	B
N	U	A	J	Q	E	P	Q	I	P	D	I	O	H	N	I	N	T
D	E	K	N	F	J	E	S	P	R	S	O	A	T	U	Q	M	X
D	E	C	N	E	U	Q	E	S	N	O	C	J	D	H	N	U	N
F	O	R	B	I	D	R	O	M	B	L	I	L	A	I	M	G	T
J	L	I	E	D	I	L	S	V	Y	T	A	G	A	T	N	G	D
N	R	E	R	U	C	E	S	W	T	R	F	T	N	W	F	L	O
A	V	L	O	L	W	L	N	E	G	L	N	L	M	U	T	Y	W
U	I	V	B	J	B	B	R	E	C	O	D	V	E	C	D	Y	W
N	H	G	W	F	U	Y	E	X	C	V	Q	L	A	T	N	E	M
X	O	R	C	T	P	U	P	N	O	I	T	A	C	A	V	N	M

WORD SEARCH #28 (Solution)

Accompany
Analysis
Coffee
Connection
Drink
Friendship
Giraffe
Heat
Middle
Own
Physics
Plead
Position
Professor
Secretary

J	Y	K	F	A	N	A	L	Y	S	I	S	S	N	L	T	I	K
Y	L	M	N	W	O	J	T	C	S	Y	K	O	X	T	N	S	D
K	R	M	Q	X	U	L	I	S	M	X	I	H	M	P	H	W	W
Y	E	X	V	H	M	S	E	P	A	T	H	I	P	O	L	H	R
U	L	P	D	E	Y	C	H	A	C	K	M	P	U	S	F	M	T
T	D	L	P	H	R	Q	E	E	P	F	O	M	V	K	X	X	U
G	D	X	P	E	E	V	N	Y	D	S	G	Y	F	P	W	V	V
C	I	O	T	H	V	N	N	R	I	F	H	M	W	C	W	H	F
H	M	A	G	E	O	A	W	T	R	P	B	F	D	A	E	L	P
I	R	V	Q	C	P	X	I	I	U	R	W	G	T	C	R	H	D
Y	T	J	T	M	J	O	E	F	N	O	S	I	K	N	I	R	D
M	L	C	O	C	N	N	K	P	W	F	L	R	P	F	O	X	F
Y	U	C	R	V	D	U	C	U	U	E	E	A	X	Y	F	T	J
J	C	V	W	S	P	B	V	K	M	S	E	F	D	I	A	R	S
A	N	F	H	C	Q	Y	B	O	L	S	F	F	L	E	B	P	E
N	D	I	N	E	L	A	R	L	E	O	F	E	H	A	Y	T	X
A	P	A	Q	S	M	H	P	C	J	R	O	M	D	H	A	Y	M
B	A	A	J	V	H	V	I	G	E	L	C	N	P	C	D	J	O

WORD SEARCH #29 (Solution)

- Advertisement
- Angry
- Call
- Conclusion
- Confident
- Consult
- Giant
- Horrible
- Insect
- Invest
- Lonely
- Obvious
- Orange
- Require
- Workable

F	W	C	W	X	V	I	M	K	B	I	H	D	M	O	O	M	I
R	Y	Q	I	B	C	J	X	W	N	O	D	W	T	B	O	W	J
G	T	L	U	S	N	O	C	O	R	T	S	S	A	V	P	Y	J
V	G	T	C	H	A	G	I	R	O	E	E	P	C	I	J	M	F
L	U	D	C	N	C	S	I	E	T	V	R	O	A	O	B	M	R
B	A	U	G	M	U	B	K	F	N	E	I	T	B	U	A	D	I
V	W	R	F	L	L	U	V	I	E	R	O	N	B	S	J	Y	Y
Q	Y	H	C	E	R	H	D	L	M	E	L	A	Q	C	T	O	O
Y	Y	N	G	R	B	N	Y	L	E	Q	D	I	L	F	Y	T	V
H	O	A	L	F	K	I	H	A	S	U	L	G	W	T	Q	N	B
C	Y	E	M	D	O	W	Y	C	I	I	J	J	O	O	V	E	S
I	N	S	E	C	T	F	L	C	T	R	X	Y	R	B	O	D	L
Q	F	O	I	Q	N	O	E	H	R	E	T	F	K	E	U	I	O
H	C	I	E	V	D	F	N	V	E	X	M	H	A	G	P	F	B
J	L	C	M	F	E	Q	O	G	V	C	Y	B	B	N	B	N	H
S	G	J	D	K	L	O	L	Y	D	B	B	G	L	A	F	O	T
Y	I	N	X	V	L	B	H	D	A	C	G	Y	E	R	Q	C	V
G	O	N	Q	U	Q	O	X	B	W	Q	H	F	K	O	Y	D	J

WORD SEARCH #30 (Solution)

- Advertise
- Beg
- Clocks
- Cumbersome
- Delightful
- Detailed
- Dream
- Hard
- Heavy
- Lady
- Member
- Repeat
- Respond
- Scissors
- Wheel

D	K	X	S	I	H	N	C	I	X	B	H	P	E	R	T	Q	U
E	R	M	A	Y	R	T	W	P	V	F	E	N	M	O	O	S	A
T	Y	E	D	J	J	C	A	L	P	F	U	G	T	U	Q	C	S
A	G	A	P	K	P	X	G	F	R	E	S	P	O	N	D	I	P
I	L	K	D	E	R	E	B	M	E	M	G	C	Q	F	R	S	Q
L	C	W	I	R	A	D	V	D	D	U	V	P	K	X	E	S	F
E	U	W	F	P	A	T	C	M	S	H	I	F	J	H	U	O	H
D	A	H	O	R	K	H	Q	B	B	H	I	J	U	I	W	R	G
W	D	E	Q	A	G	V	E	L	L	L	F	I	W	T	Y	S	O
W	V	E	P	T	V	T	P	M	E	N	D	W	U	K	D	T	M
H	E	L	Q	V	J	J	X	R	O	C	M	U	C	P	R	X	M
P	R	D	T	S	K	T	O	A	H	S	T	Y	W	X	E	Y	S
I	T	O	Q	Q	U	T	J	L	U	C	R	N	K	A	A	P	K
V	I	W	Q	U	N	F	I	Y	G	B	K	E	M	I	M	E	C
N	S	V	L	U	F	T	H	G	I	L	E	D	B	P	I	T	O
W	E	D	S	U	W	C	J	Q	L	A	O	V	W	M	F	S	L
Y	R	U	D	Q	X	U	A	Y	F	N	Y	W	U	V	U	G	C
N	T	Y	V	A	E	H	N	O	B	A	J	K	C	M	K	C	P

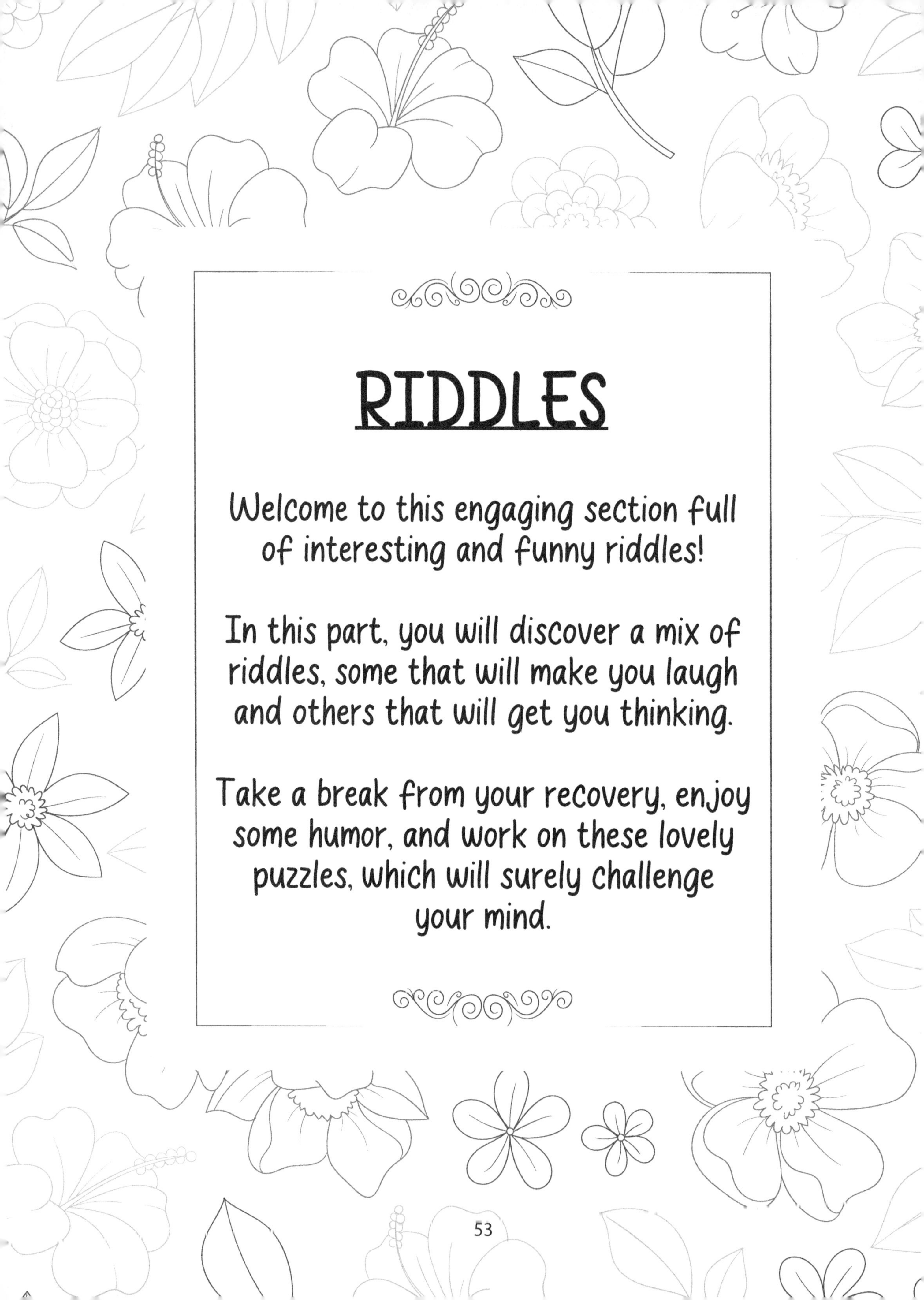

RIDDLES

Welcome to this engaging section full of interesting and funny riddles!

In this part, you will discover a mix of riddles, some that will make you laugh and others that will get you thinking.

Take a break from your recovery, enjoy some humor, and work on these lovely puzzles, which will surely challenge your mind.

1. Why didn't the skeleton show up to the party?
2. What did the triangle say to the circle?
3. I'm the start of everything, the end of everywhere, the beginning of eternity, and the end of time and space. What am I?
4. What has four wheels and flies?
5. Which part of the chicken has the most feathers?
6. How much dirt is in a hole that's 2 feet by 3 feet by 4 feet?
7. I'm tall when I'm young, but short when I'm old. What am I?
8. What word in the dictionary is always spelled wrong?
9. If you pass the person in second place during a race, what place are you in?
10. What has legs but can't walk?
11. A man was outside in the rain without an umbrella or hat, yet not a single hair on his head got wet. How is that possible?
12. What question can you never truthfully answer "yes" to?
13. Give me a drink, and I'll die. Feed me, and I'll grow. What am I?
14. What starts with T, ends with T, and is filled with T?
15. What goes up but never comes down?
16. The more of it there is, the less you see. What is it?

17. I have hundreds of wheels, but I don't move. Call me what I am, call me a lot. What am I?

18. I give milk and have a horn, but I'm not a cow. What am I?

19. Which is heavier: a ton of bricks or a ton of feathers?

20. What has pages packed with words but never says a thing?

21. What can you catch but never toss?

22. Why won't the fly land on the computer?

23. You see a boat full of people, but there's not a single person on board. How's that possible?

24. Drop me, and I'll crack. Smile at me, and I'll smile back. What am I?

25. What has one head, one foot, and four legs but never walks?

26. What can you give a bald man that he'll never part with?

27. What's red and smells exactly like blue paint?

28. The more of these you take, the more you leave behind. What is it?

29. I have 6 faces but no makeup. I have 21 eyes, yet I can't see. What am I?

30. Three men are fishing when a rogue wave knocks them overboard. Only one gets his hair wet. Why?

Solutions

1. He had no body to go with!
2. You're pointless.
3. The letter "e".
4. A garbage truck.
5. The outside.
6. None, because it's a hole!
7. A candle.
8. Incorrectly.
9. Second place.
10. A table.
11. He was bald.
12. Are you asleep yet?
13. A fire.
14. A teapot.
15. Your age.
16. Darkness.
17. A parking lot.
18. A milk truck.
19. They weigh the same.
20. A book.
21. A cold.
22. He was afraid of the world wide web.
23. All the people on the boat are married.
24. A mirror.
25. A bed.
26. A comb.
27. Red paint.
28. Footsteps.
29. A dice.
30. Two of them were bald.

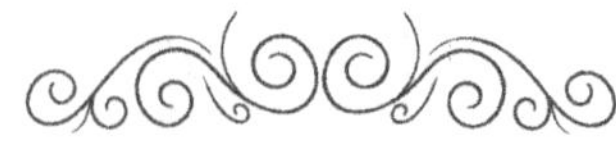

SUDOKU

Sudoku is a grid puzzle game available in various grid sizes: 9x9 for the classic adult version, and 4x4 and 6x6 for kids' versions.

In the adult version, the goal is to fill the 9x9 grid with digits so that each column, each row, and each of the nine 3x3 subgrids (referred to as "boxes," "blocks," or "regions") contains all the digits from 1 to 9.

You'll be provided with a partially completed puzzle grid to fill in.

Digits cannot be repeated within the same row, column, or 3x3 subgrid.

Sudoku puzzles come in various difficulty levels: Easy, Intermediate, Hard, Very Hard, and Insane.

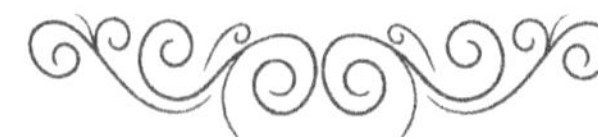

Easy

– 1

3		4	2		9	7	8	5
	7	2		4	1		6	
6	8	9	3	7				
2	3	7		1	6		4	
4	6	8		3	7	1	5	2
9		1					3	7
			6	9			7	1
					2	5		
7	9			5	4	3	2	8

Easy

– 2

7		6		1				2
	1	5		3	2	7	9	4
3				7		6	1	
		9		8	1	4	2	
5	8		4	2	7			
1	2			6	9	5	7	8
2	6	7	1	5	3	8		
9			7	4	8			6
	3	8	2				5	

Easy

– 3

9	8				6	7		3
1	2	3		5		4	6	
	7				4	1		9
4	1		2	9	8		7	6
	9		3		5	8		
6	3		4		1		9	5
2	5	7		1		9	8	4
8	6	1	7	4	9			
3		9					1	7

Easy

– 4

6	7		5	9	1			3
8				4	2	9		7
	2	9	7		8	4		
4	3	1	8	2		7		6
	5				9	3		4
9			4	3	7	5		2
1	9			8		6		
7	8			5	3	2		9
		2	9		6	1		8

Easy

– 5

		6	5		7	1	3	2
3	1	7		4	2		9	8
5	9	2		8		7	6	4
	2	4			9	3	1	
9	5				6			
6	3		2	7		8		
	4		9	6		2	7	
2				3	5			1
1	6	3	7	2				5

Easy

– 6

8		4	6		7	2	3	
3	6	7		2		5	4	
2	5		4		3			6
	8	5				3		
	3			8	4	9		7
4		6	7	3	2			8
9	4		3		5	6	1	2
	7			4	6			3
6	2	3	8	9		4		

Intermediate

– 7

2	1	8			4			
7		9	8	6	5			1
4			2	7			8	
3	7		4		9		5	8
5		4		3	2			7
				5	8	4	3	2
		7		4		1		
9			1	2	7		6	3
	2	3	5		6		9	

Intermediate

– 8

		2		9	6		5	4
8	9		5	3	4			
6			8			9		
		6			9			
9	1		3	5		2	4	
4		7			1	3	9	
1	5	9		4			2	
2	6		9		3	5		8
7	8	3		6		4	1	9

Intermediate

– 9

	3	9	2		4		5	
	1	2		9		7	3	
6	4	5	1				9	2
4			3		6	9		5
	2		7		9	6		8
	5		4	2		3	7	1
		1		7	2	4		9
	9	7	8		1	5	6	3
	8		9	6		2	1	7

Intermediate

– 10

4	9			7	8	3	5	6
			9	4	1		2	
7	2		5	3	6	4	9	1
5	3	9	7		2			
	1				4	2	3	
2		4		9		5		
		2					4	
8	4	6	3	2	9		7	5
	7	3		6	5			2

Intermediate

– 11

	3	6	1			2		
4	8	2	9	7		5		1
			2				9	6
		3	4	6	2	9		5
		5		3		7	6	
6	4			1	7	3	2	
2		4	6				7	3
7		1				8		
3		8	7	9	1	6	4	

Intermediate

– 12

2			4			9		3
	3	4		7		1		5
	8		6	3	1		7	2
7		9	5	1	4	8		
	4				6	5	9	7
	5				9	2	4	
	6		2	9	5	7		8
		8	1		7	3		4
	7	2	8		3	6	5	

Hard

– 13

1		7		8		4		
	8				3			9
				7	9		2	
9	4		3	6	8	7	1	2
6	1	2	7	9	4	8		
		3	5				6	4
	6			5		3	9	
3				1				5
	5	8	9	3				

Hard

– 14

2					7	6	5	
9			3			8		2
	5				4		7	
1					2	7	8	
		6	1	8			2	
	2	9		4	5			
7		2				5	3	
	6	8		3	1		9	
	9		2	7	8	1	4	

Hard

– 15

						3	8	
9	8			1		5		
	3	6	5	4			9	1
6		3	2			8	4	
	9		6	8	4			2
8		2		7	1		6	
3			4	9		6		8
5		9		2		4		
							7	9

Hard

– 16

3		8			2			
			5		9		3	
9		6	3			2		7
5		7	8	3			4	
						1	5	
1			2		4		7	6
2	3		4					1
6				1	3		2	
7		1	6		5	3	8	9

Hard

– 17

					3	9	5	
5	9	6			4	8		
		8				1	6	2
6				9	8	3		
8	4	3					2	
1			3		2	6	8	5
9					6	5	3	
2	5				9			
	6		1		7		9	8

Hard

– 18

	9			3	2		1	4
1	2	4						3
			1	4				
	1	3				8		
	8		4	5	3	2	6	
				7		3		9
8	4	6	3	2		1		7
2						5		6
	5	1	7				3	2

Very Hard

– 19

	4	8		9			3	
2		1	3					
	5		2		8		4	
				3			7	
3				2	1	4		9
		7		6		2		
1	3		9					7
8		4				3	1	
		6	1					4

Very Hard

– 20

	4		2	3	6			1
5						3		2
	3						8	
6	5	2	8		7	9		
7								8
3	8	9	6		5			7
	7					2	3	
		3	7					6
	6				2	1		9

Very Hard

– 21

		1			8		5	4
6	3		2		5			
								3
	1	7			6			5
			7					
4		2				8		
				7	1	5	4	9
	7				2	1	3	8
	8		3	9			2	7

Very Hard

– 22

1		5			2	8		
9		3		1		2	5	4
2		6			9			7
5				4	7	3		
4			8	6			7	
3		7						8
		1			6	9		
8			5					1
6			9					

Insane

– 23

2					4	6		
			1					3
					8	2	1	
6			5			4		
		3	8		2	1		
	8		9					5
		6				7		1
			2	3				4
1	5							

Insane

– 24

2								5
8			7	5	4			
5	4	3						
6			5			9		2
		7						4
9	2					7		
1								7
	9		1	8				
					6		3	9

Insane

– 25

5					2		1	
4								7
		9			7			
					1		8	3
1	9						7	
			2	6			4	
	1			2	9			
	7		1	5	8			
	5		7			4		

Insane

– 26

			7		9			
3				1				
1	5				8		9	
5		2			7			9
		7	8				3	
				2	4		5	
		1	6			4		
	8			7				
					3		1	5

Easy

– 1 (Solution)

3	1	4	2	6	9	7	8	5
5	7	2	8	4	1	9	6	3
6	8	9	3	7	5	2	1	4
2	3	7	5	1	6	8	4	9
4	6	8	9	3	7	1	5	2
9	5	1	4	2	8	6	3	7
8	2	5	6	9	3	4	7	1
1	4	3	7	8	2	5	9	6
7	9	6	1	5	4	3	2	8

Easy

– 2 (Solution)

7	4	6	9	1	5	3	8	2
8	1	5	6	3	2	7	9	4
3	9	2	8	7	4	6	1	5
6	7	9	5	8	1	4	2	3
5	8	3	4	2	7	9	6	1
1	2	4	3	6	9	5	7	8
2	6	7	1	5	3	8	4	9
9	5	1	7	4	8	2	3	6
4	3	8	2	9	6	1	5	7

Easy

– 3 (Solution)

9	8	4	1	2	6	7	5	3
1	2	3	9	5	7	4	6	8
5	7	6	8	3	4	1	2	9
4	1	5	2	9	8	3	7	6
7	9	2	3	6	5	8	4	1
6	3	8	4	7	1	2	9	5
2	5	7	6	1	3	9	8	4
8	6	1	7	4	9	5	3	2
3	4	9	5	8	2	6	1	7

Easy

– 4 (Solution)

6	7	4	5	9	1	8	2	3
8	1	5	3	4	2	9	6	7
3	2	9	7	6	8	4	5	1
4	3	1	8	2	5	7	9	6
2	5	7	6	1	9	3	8	4
9	6	8	4	3	7	5	1	2
1	9	3	2	8	4	6	7	5
7	8	6	1	5	3	2	4	9
5	4	2	9	7	6	1	3	8

Easy

– 5 (Solution)

4	8	6	5	9	7	1	3	2
3	1	7	6	4	2	5	9	8
5	9	2	1	8	3	7	6	4
7	2	4	8	5	9	3	1	6
9	5	8	3	1	6	4	2	7
6	3	1	2	7	4	8	5	9
8	4	5	9	6	1	2	7	3
2	7	9	4	3	5	6	8	1
1	6	3	7	2	8	9	4	5

Easy

– 6 (Solution)

8	1	4	6	5	7	2	3	9
3	6	7	9	2	8	5	4	1
2	5	9	4	1	3	7	8	6
7	8	5	1	6	9	3	2	4
1	3	2	5	8	4	9	6	7
4	9	6	7	3	2	1	5	8
9	4	8	3	7	5	6	1	2
5	7	1	2	4	6	8	9	3
6	2	3	8	9	1	4	7	5

Intermediate **# – 7 (Solution)**

2	1	8	3	9	4	5	7	6
7	3	9	8	6	5	2	4	1
4	5	6	2	7	1	3	8	9
3	7	2	4	1	9	6	5	8
5	8	4	6	3	2	9	1	7
6	9	1	7	5	8	4	3	2
8	6	7	9	4	3	1	2	5
9	4	5	1	2	7	8	6	3
1	2	3	5	8	6	7	9	4

Intermediate **# – 8 (Solution)**

3	7	2	1	9	6	8	5	4
8	9	1	5	3	4	7	6	2
6	4	5	8	7	2	9	3	1
5	3	6	4	2	9	1	8	7
9	1	8	3	5	7	2	4	6
4	2	7	6	8	1	3	9	5
1	5	9	7	4	8	6	2	3
2	6	4	9	1	3	5	7	8
7	8	3	2	6	5	4	1	9

Intermediate **# – 9 (Solution)**

7	3	9	2	8	4	1	5	6
8	1	2	6	9	5	7	3	4
6	4	5	1	3	7	8	9	2
4	7	8	3	1	6	9	2	5
1	2	3	7	5	9	6	4	8
9	5	6	4	2	8	3	7	1
3	6	1	5	7	2	4	8	9
2	9	7	8	4	1	5	6	3
5	8	4	9	6	3	2	1	7

Intermediate **# – 10 (Solution)**

4	9	1	2	7	8	3	5	6
3	6	5	9	4	1	7	2	8
7	2	8	5	3	6	4	9	1
5	3	9	7	1	2	8	6	4
6	1	7	8	5	4	2	3	9
2	8	4	6	9	3	5	1	7
9	5	2	1	8	7	6	4	3
8	4	6	3	2	9	1	7	5
1	7	3	4	6	5	9	8	2

Intermediate **# – 11 (Solution)**

9	3	6	1	4	5	2	8	7
4	8	2	9	7	6	5	3	1
5	1	7	2	8	3	4	9	6
8	7	3	4	6	2	9	1	5
1	2	5	8	3	9	7	6	4
6	4	9	5	1	7	3	2	8
2	9	4	6	5	8	1	7	3
7	6	1	3	2	4	8	5	9
3	5	8	7	9	1	6	4	2

Intermediate **# – 12 (Solution)**

2	1	7	4	5	8	9	6	3
6	3	4	9	7	2	1	8	5
9	8	5	6	3	1	4	7	2
7	2	9	5	1	4	8	3	6
8	4	1	3	2	6	5	9	7
3	5	6	7	8	9	2	4	1
4	6	3	2	9	5	7	1	8
5	9	8	1	6	7	3	2	4
1	7	2	8	4	3	6	5	9

Hard

– 13 (Solution)

1	9	7	2	8	5	4	3	6
2	8	6	1	4	3	5	7	9
5	3	4	6	7	9	1	2	8
9	4	5	3	6	8	7	1	2
6	1	2	7	9	4	8	5	3
8	7	3	5	2	1	9	6	4
4	6	1	8	5	2	3	9	7
3	2	9	4	1	7	6	8	5
7	5	8	9	3	6	2	4	1

Hard

– 14 (Solution)

2	8	3	9	1	7	6	5	4
9	4	7	3	5	6	8	1	2
6	5	1	8	2	4	9	7	3
1	3	4	6	9	2	7	8	5
5	7	6	1	8	3	4	2	9
8	2	9	7	4	5	3	6	1
7	1	2	4	6	9	5	3	8
4	6	8	5	3	1	2	9	7
3	9	5	2	7	8	1	4	6

Hard

– 15 (Solution)

1	5	7	9	6	2	3	8	4
9	8	4	7	1	3	5	2	6
2	3	6	5	4	8	7	9	1
6	1	3	2	5	9	8	4	7
7	9	5	6	8	4	1	3	2
8	4	2	3	7	1	9	6	5
3	2	1	4	9	7	6	5	8
5	7	9	8	2	6	4	1	3
4	6	8	1	3	5	2	7	9

Hard

– 16 (Solution)

3	7	8	1	6	2	4	9	5
4	1	2	5	7	9	6	3	8
9	5	6	3	4	8	2	1	7
5	6	7	8	3	1	9	4	2
8	2	4	7	9	6	1	5	3
1	9	3	2	5	4	8	7	6
2	3	9	4	8	7	5	6	1
6	8	5	9	1	3	7	2	4
7	4	1	6	2	5	3	8	9

Hard

– 17 (Solution)

7	1	2	6	8	3	9	5	4
5	9	6	2	1	4	8	7	3
4	3	8	9	7	5	1	6	2
6	2	5	7	9	8	3	4	1
8	4	3	5	6	1	7	2	9
1	7	9	3	4	2	6	8	5
9	8	1	4	2	6	5	3	7
2	5	7	8	3	9	4	1	6
3	6	4	1	5	7	2	9	8

Hard

– 18 (Solution)

6	9	8	5	3	2	7	1	4
1	2	4	6	8	7	9	5	3
3	7	5	1	4	9	6	2	8
4	1	3	2	9	6	8	7	5
7	8	9	4	5	3	2	6	1
5	6	2	8	7	1	3	4	9
8	4	6	3	2	5	1	9	7
2	3	7	9	1	4	5	8	6
9	5	1	7	6	8	4	3	2

Very Hard

– 19 (Solution)

7	4	8	5	9	6	1	3	2
2	6	1	3	4	7	5	9	8
9	5	3	2	1	8	7	4	6
6	2	9	4	3	5	8	7	1
3	8	5	7	2	1	4	6	9
4	1	7	8	6	9	2	5	3
1	3	2	9	5	4	6	8	7
8	9	4	6	7	2	3	1	5
5	7	6	1	8	3	9	2	4

Very Hard

– 20 (Solution)

8	4	7	2	3	6	5	9	1
5	9	1	4	7	8	3	6	2
2	3	6	5	9	1	7	8	4
6	5	2	8	4	7	9	1	3
7	1	4	9	2	3	6	5	8
3	8	9	6	1	5	4	2	7
9	7	8	1	6	4	2	3	5
1	2	3	7	5	9	8	4	6
4	6	5	3	8	2	1	7	9

Very Hard

– 21 (Solution)

7	2	1	6	3	8	9	5	4
6	3	9	2	4	5	7	8	1
5	4	8	9	1	7	2	6	3
8	1	7	4	2	6	3	9	5
3	5	6	7	8	9	4	1	2
4	9	2	1	5	3	8	7	6
2	6	3	8	7	1	5	4	9
9	7	4	5	6	2	1	3	8
1	8	5	3	9	4	6	2	7

Very Hard

– 22 (Solution)

1	4	5	7	3	2	8	9	6
9	7	3	6	1	8	2	5	4
2	8	6	4	5	9	1	3	7
5	9	8	1	4	7	3	6	2
4	1	2	8	6	3	5	7	9
3	6	7	2	9	5	4	1	8
7	2	1	3	8	6	9	4	5
8	3	9	5	7	4	6	2	1
6	5	4	9	2	1	7	8	3

Insane

– 23 (Solution)

2	1	8	3	9	4	6	5	7
9	6	7	1	2	5	8	4	3
4	3	5	7	6	8	2	1	9
6	9	2	5	1	3	4	7	8
5	4	3	8	7	2	1	9	6
7	8	1	9	4	6	3	2	5
3	2	6	4	5	9	7	8	1
8	7	9	2	3	1	5	6	4
1	5	4	6	8	7	9	3	2

Insane

– 24 (Solution)

2	7	1	3	6	8	4	9	5
8	6	9	7	5	4	3	2	1
5	4	3	9	1	2	6	7	8
6	8	4	5	3	7	9	1	2
3	1	7	6	2	9	8	5	4
9	2	5	8	4	1	7	6	3
1	3	6	4	9	5	2	8	7
7	9	2	1	8	3	5	4	6
4	5	8	2	7	6	1	3	9

Insane

– 25 (Solution)

5	3	7	8	4	2	9	1	6
4	6	1	5	9	3	8	2	7
8	2	9	6	1	7	5	3	4
6	4	5	9	7	1	2	8	3
1	9	2	3	8	4	6	7	5
7	8	3	2	6	5	1	4	9
3	1	6	4	2	9	7	5	8
9	7	4	1	5	8	3	6	2
2	5	8	7	3	6	4	9	1

Insane

– 26 (Solution)

2	4	8	7	3	9	5	6	1
3	7	9	5	1	6	2	8	4
1	5	6	2	4	8	3	9	7
5	1	2	3	6	7	8	4	9
4	6	7	8	9	5	1	3	2
8	9	3	1	2	4	7	5	6
9	3	1	6	5	2	4	7	8
6	8	5	4	7	1	9	2	3
7	2	4	9	8	3	6	1	5

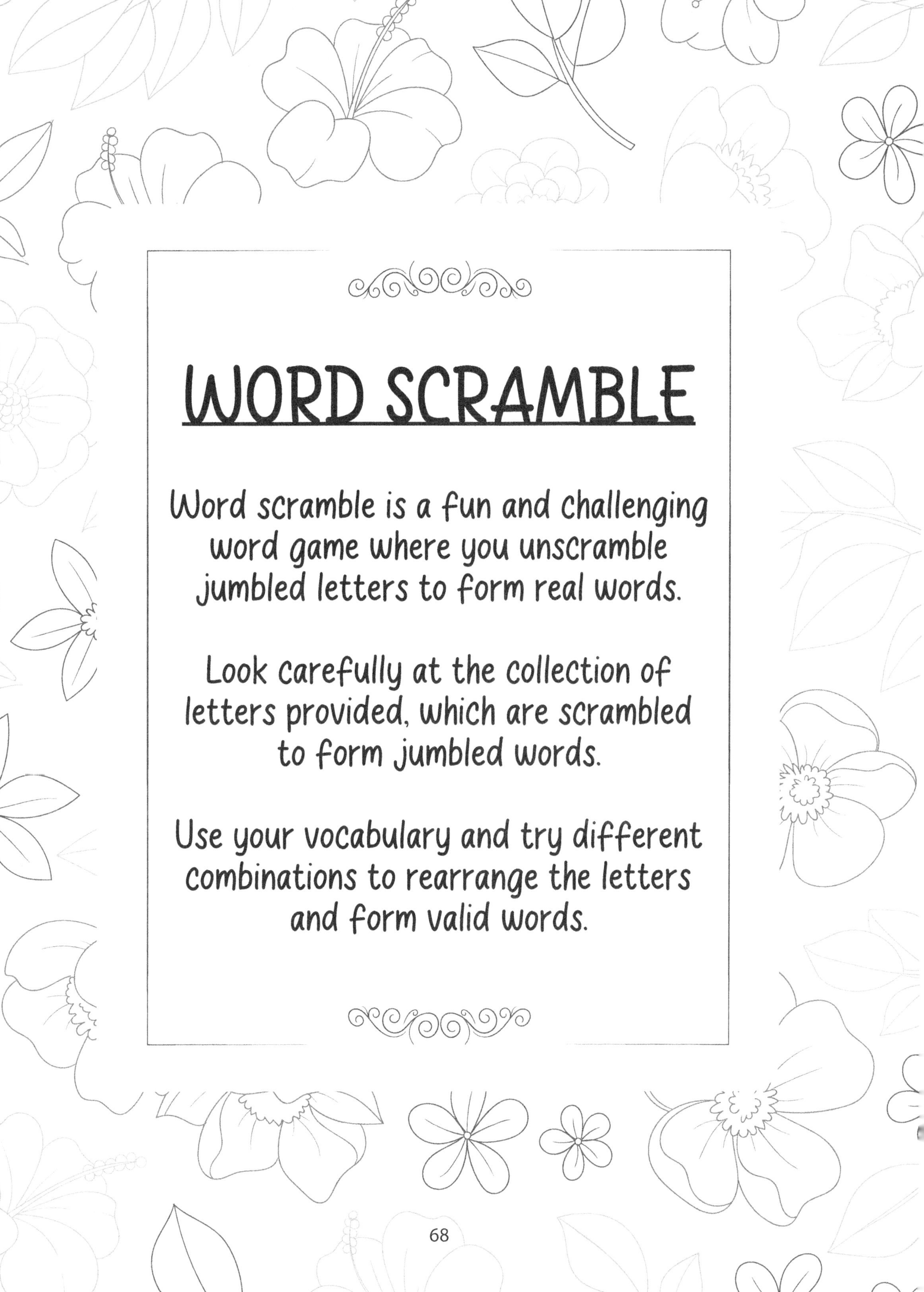

WORD SCRAMBLE

Word scramble is a fun and challenging word game where you unscramble jumbled letters to form real words.

Look carefully at the collection of letters provided, which are scrambled to form jumbled words.

Use your vocabulary and try different combinations to rearrange the letters and form valid words.

Word Scramble #1

WNAOM	
VAES	
RHETLEEA	
NAEGMRA	
UDOCLENC	
TIEK	
ORDENEMMC	
OPTHOTAEST	
ILENNISCOUVC	
FTALO	

Word Scramble #2

ELHNTG	
ROOFL	
IHISNGF	
MIAED	
COVENY	
IACOGSLNT	
ASIHMTUENS	
ONWGR	
OHTNR	
NROPSE	

Word Scramble #3

TEURIVPDCO	
MURKPRATESE	
OEIARNSG	
SNEENVTTMI	
TBMAHROO	
YCIFCENFEI	
RTADTILNIAO	
NEPTRAIRPAO	
EKWE	
LWA	

Word Scramble #4

DEBJUML	
RCYABB	
DFNI	
LMBAE	
UTUSNOE	
LAUBEVLA	
QRIACUE	
UHURDMM	
OUELPC	
LTOYFUUH	

Word Scramble #5

ESALRPUE	
YUDST	
ETA	
TCA	
UNDNAGOBI	
RNYADHT	
RKWO	
KHSTAN	
CNTDEE	
RTOS	

Word Scramble #6

STET	
RIARONYD	
YTR	
RPOUD	
CRNYCREU	
TEER	
TEVNE	
LMFUBNGI	
RHIA	
UMNOSM	

Word Scramble #7

ITGSENTIERN	
ROMDEN	
TXPLOIE	
WRDA	
MTMNIENI	
TRSE	
CACITDNE	
CUUELATAMC	
SEULPLIBA	
CVPTETREOI	

Word Scramble #8

RAETH	
HTSEC	
NFCTUNIO	
EENOLCSTI	
NYDE	
NCICESE	
SAIEBB	
PPHSNIOG	
ENRNID	
EKORWR	

Word Scramble #9

LSOOACRMS	
NEIRAG	
AEMITARL	
FNCSGCNEIIIA	
AICDVE	
OCEUMSN	
SNOOP	
AMJSITCE	
WAAER	
INKG	

Word Scramble #10

RTEIHNI	
IHGENTT	
ECPIENTA	
ELOKVORO	
ELPMEOYE	
CUDULIROS	
ATHM	
ITIWNRG	
EDATFE	
AMP	

Word Scramble #1 (Solution)

WNAOM	Woman
VAES	Save
RHETLEEA	Ethereal
NAEGMRA	Manager
UDOCLENC	Conclude
TIEK	Kite
ORDENEMMC	Recommend
OPTHOTAEST	Toothpaste
ILENNISCOUVC	Inconclusive
FTALO	Float

Word Scramble #2 (Solution)

ELHNTG	Length
ROOFL	Floor
IHISNGF	Fishing
MIAED	Media
COVENY	Convey
IACOGSLNT	Nostalgic
ASIHMTUENS	Enthusiasm
ONWGR	Wrong
OHTNR	North
NROPSE	Person

Word Scramble #3 (Solution)

TEURIVPDCO	Productive
MURKPRATESE	Supermarket
OEIARNSG	Organise
SNEENVTTMI	Investment
TBMAHROO	Bathroom
YCIFCENFEI	Efficiency
RTADTILNIAO	Traditional
NEPTRAIRPAO	Preparation
EKWE	Week
LWA	Law

Word Scramble #4 (Solution)

DEBJUML	Jumbled
RCYABB	Crabby
DFNI	Find
LMBAE	Blame
UTUSNOE	Tenuous
LAUBEVLA	Valuable
QRIACUE	Acquire
UHURDMM	Humdrum
OUELPC	Couple
LTOYFUUH	Youthful

Word Scramble #5 (Solution)

ESALRPUE	Pleasure
YUDST	Dusty
ETA	Eat
TCA	Act
UNDNAGOBI	Abounding
RNYADHT	Hydrant
RKWO	Work
KHSTAN	Thanks
CNTDEE	Decent
RTOS	Sort

Word Scramble #6 (Solution)

STET	Test
RIARONYD	Ordinary
YTR	Try
RPOUD	Proud
CRNYCREU	Currency
TEER	Tree
TEVNE	Event
LMFUBNGI	Fumbling
RHIA	Hair
UMNOSM	Summon

Word Scramble #7 (Solution)

ITGSENTIERN	Interesting
ROMDEN	Modern
TXPLOIE	Exploit
WRDA	Draw
MTMNIENI	Imminent
TRSE	Rest
CACITDNE	Accident
CUUELATAMC	Accumulate
SEULPLIBA	Plausible
CVPTETREOI	Protective

Word Scramble #8 (Solution)

RAETH	Heart
HTSEC	Chest
NFCTUNIO	Function
EENOLCSTI	Selection
NYDE	Deny
NCICESE	Science
SAIEBB	Babies
PPHSNIOG	Shopping
ENRNID	Dinner
EKORWR	Worker

Word Scramble #9 (Solution)

LSOOACRMS	Classroom
NEIRAG	Regain
AEMITARL	Material
FNCSGCNEIIIA	Significance
AICDVE	Advice
OCEUMSN	Consume
SNOOP	Spoon
AMJSITCE	Majestic
WAAER	Aware
INKG	King

Word Scramble #10 (Solution)

RTEIHNI	Inherit
IHGENTT	Tighten
ECPIENTA	Patience
ELOKVORO	Overlook
ELPMEOYE	Employee
CUDULIROS	Ludicrous
ATHM	Math
ITIWNRG	Writing
EDATFE	Defeat
AMP	Map

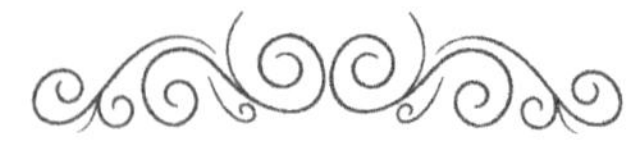

CROSSWORD

Crossword puzzles are presented in a grid format, typically square or rectangular.

The aim of the game is to fill the squares with letters, thereby creating words or phrases. This is achieved by deciphering clues provided, leading to the answers.

In languages that are written left-to-right, the answer words and phrases are placed in the grid from left to right ("Across") and from top to bottom ("Down").

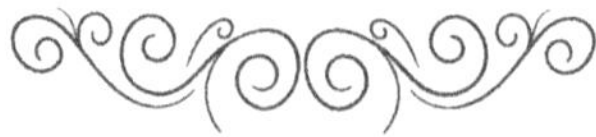

CROSSWORD #1

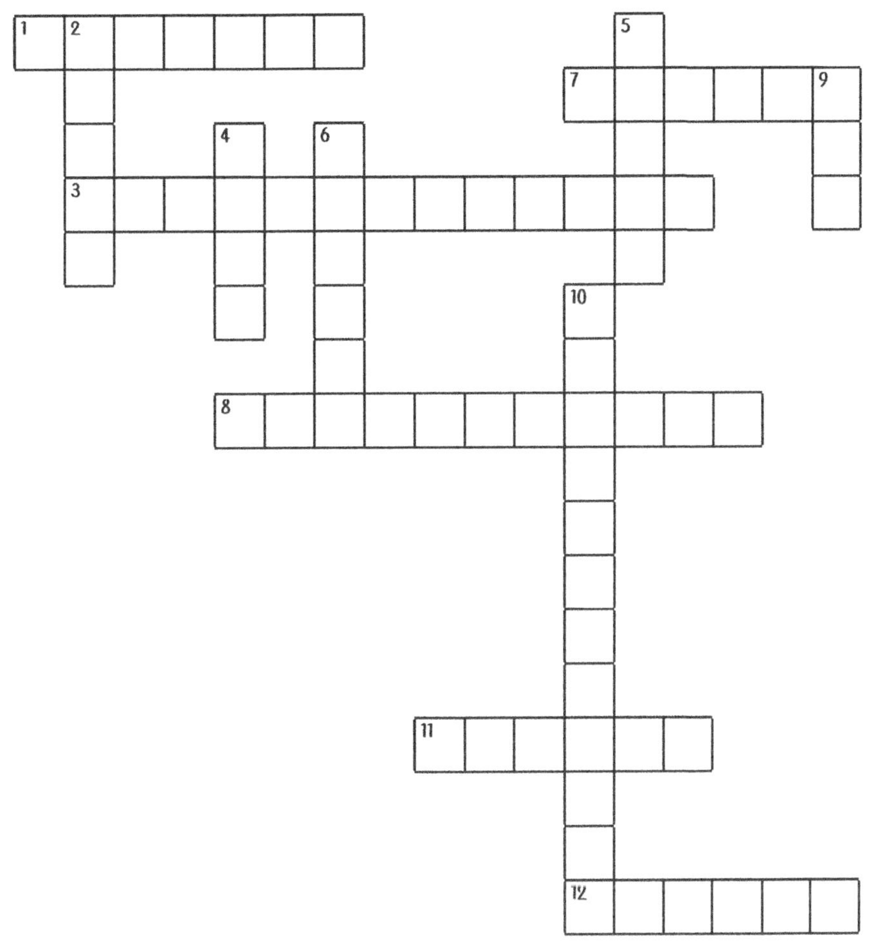

ACROSS

1. Home for honey-making insects.
3. Law enforcement professional.
7. Entering water headfirst.
8. Device to measure body heat.
11. Sweet, small fruit with red or black skin.
12. Red-skinned vegetable with a crisp, white interior.

DOWN

2. Country with the Great Pyramids and Cairo.
4. To chop into tiny cubes.
5. Organ that detoxifies the blood.
6. Container used to boil water.
9. Fuel for a vehicle.
10. Popular beef sandwich with cheese.

CROSSWORD #2

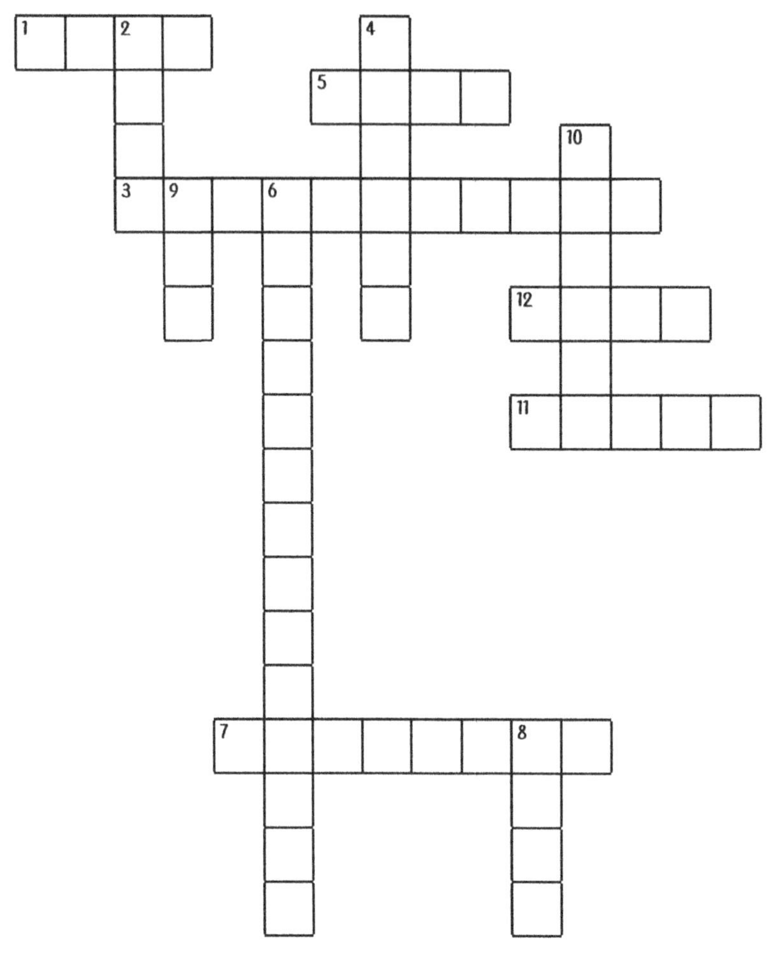

ACROSS

1. Building that shelters many farm animals.
3. Process where liquid turns into vapor.
5. Person who prepares delicious meals.
7. Snug-fitting pants that end at the ankle.
11. I shout and get frustrated when I feel this.
12. Remove the skin of fruits or vegetables.

DOWN

2. The capital city of Italy.
4. Short pants that leave the legs exposed.
6. Set of veins that deliver oxygenated blood from the lungs to the heart.
8. It might be a billy or a nanny.
9. A boxy vehicle larger than a car.
10. Asian fast-food dish with stir-fried noodles and vegetables.

CROSSWORD #3

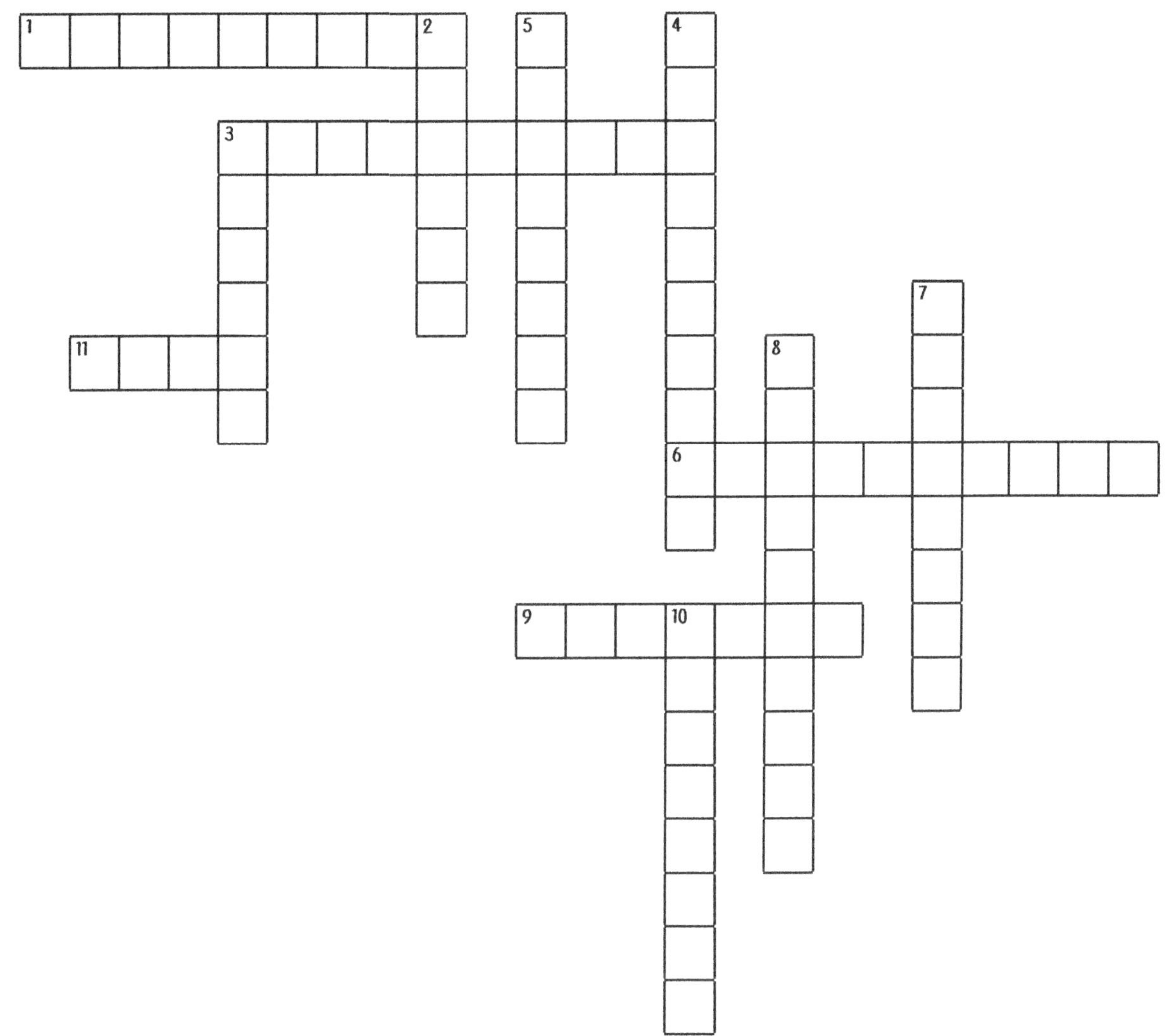

ACROSS

1. Used to dry the wound area before bandaging.
3. Reporter who uses a microphone.
6. Eyewear for sunny days.
9. Where fruit trees grow.
11. Fabric band worn around the waist to hold up trousers.

DOWN

2. First day of the week.
4. The process of converting food into energy.
3. Hips, shoulders, and wrists are examples of these.
5. Feeling after receiving good news from the doctor.
7. It connects bones to other bones.
8. Very strong or irresistible impulse to travel.
10. Atomic number 1.

CROSSWORD #4

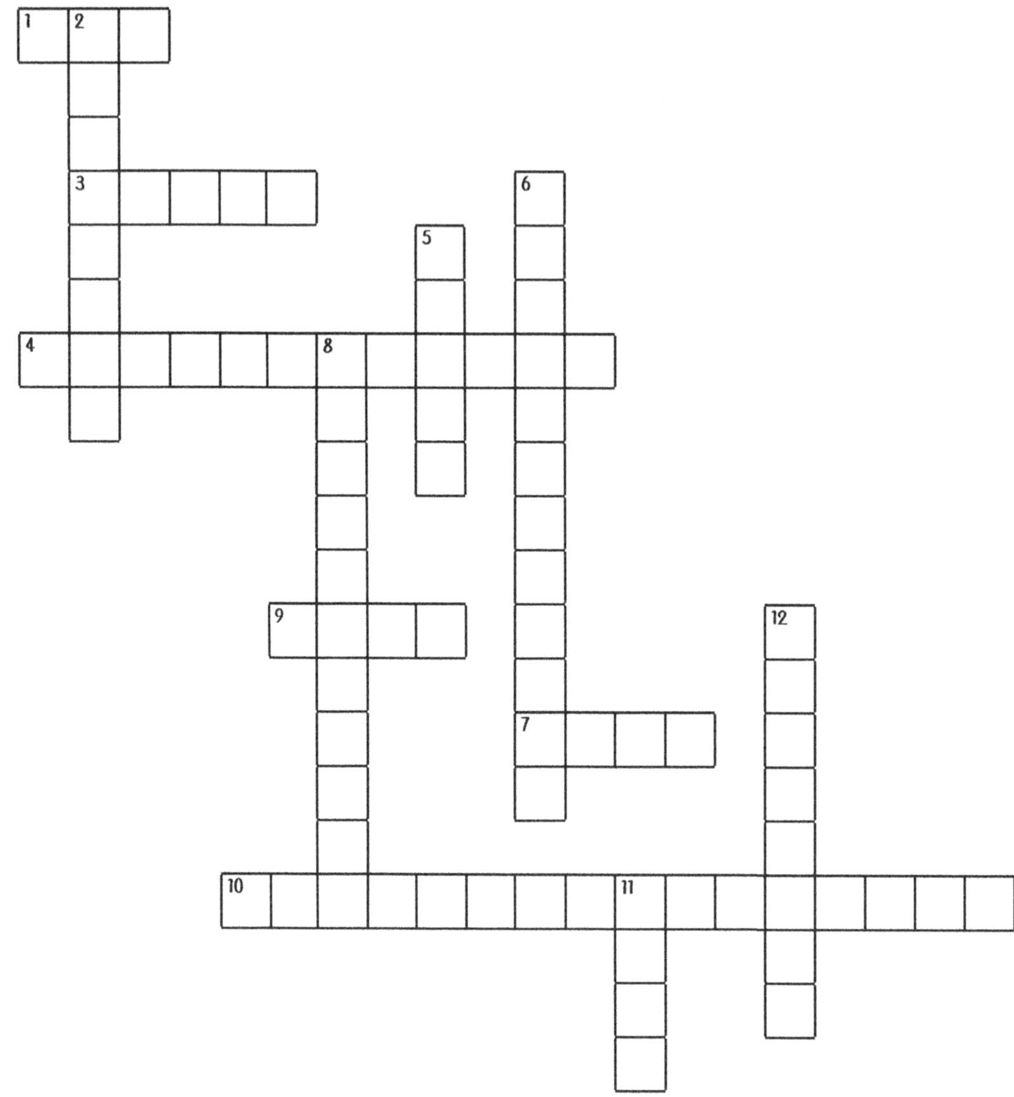

ACROSS

1. Bright color associated with a halt.
3. Circular-shaped Italian fast food, often topped with cheese and pepperoni.
4. Nation composed of fifty states.
7. World's biggest landmass.
9. Refreshing place to swim on a hot day.
10. Skillful hand movements for magic.

DOWN

2. This animal has a long trunk.
5. Central organ for thought and awareness.
6. Animal health specialist.
8. Medical device for listening to heart and gut sounds.
11. Sport involving a ball and clubs on a green.
12. The Centennial State.

CROSSWORD #5

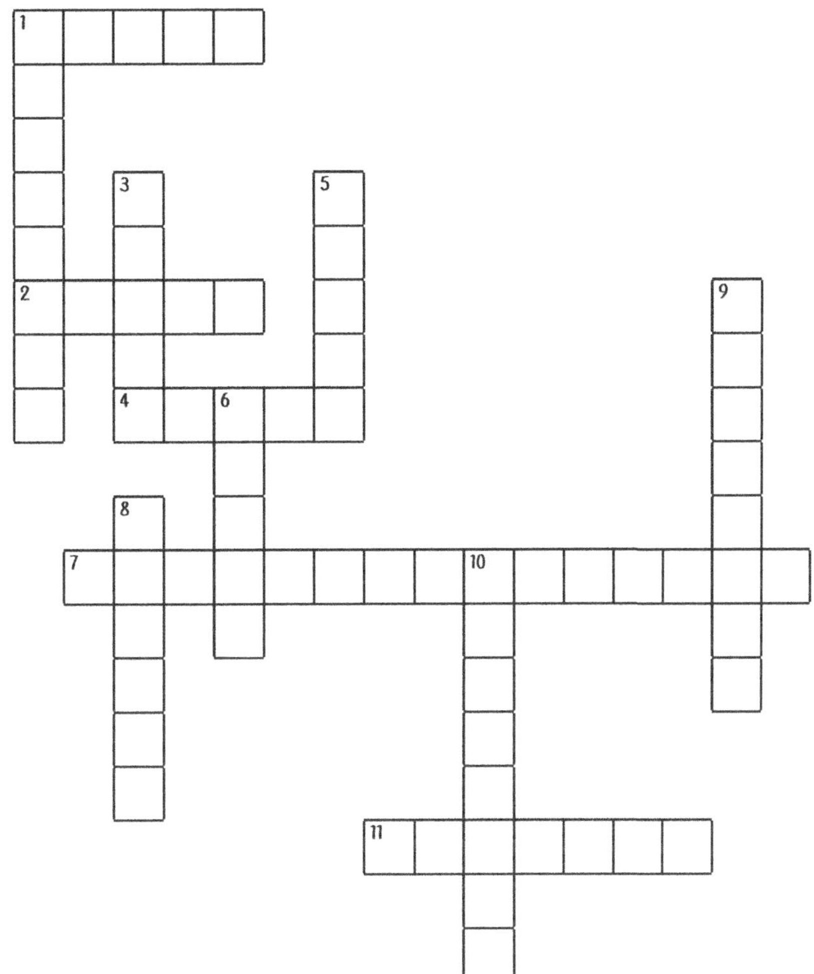

ACROSS

1. What do you do with the table after dinner?
2. Piece of clothing worn around the neck for warmth or style.
4. Having plenty of bright sunlight.
7. Activity of riding a horse.
11. Someone who helps us learn in school.

DOWN

1. I feel like this when I don't understand something.
3. Casual pants made of denim fabric.
5. It's the opposite of sad.
6. This person works in a hospital.
8. This animal loves bananas.
9. Substances produced by your body that affect emotions.
10. The turnip cabbage or German turnip.

CROSSWORD #6

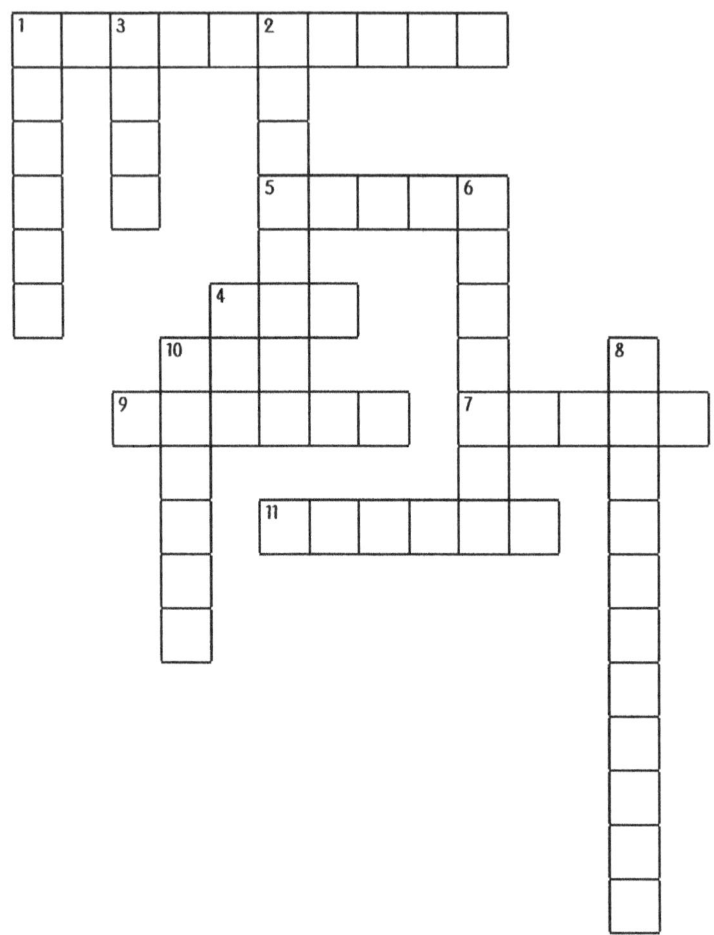

ACROSS

1. A game where players dribble a ball and shoot it into a net.
4. Helps cool down your drink.
5. Worn on the feet for warmth or comfort.
7. Country where Hindi and English are spoken, and the cuisine is known for its spiciness.
9. Citrus fruit that is bright and tangy.
11. Unit of electric current.

DOWN

2. Where do you put the rubbish?
3. Where do you wash the dishes?
1. An item used for carrying water.
6. Serves in the armed forces, protecting the country.
8. Person who fights fires.
10. The state nicknamed "The Beaver State".

CROSSWORD #7

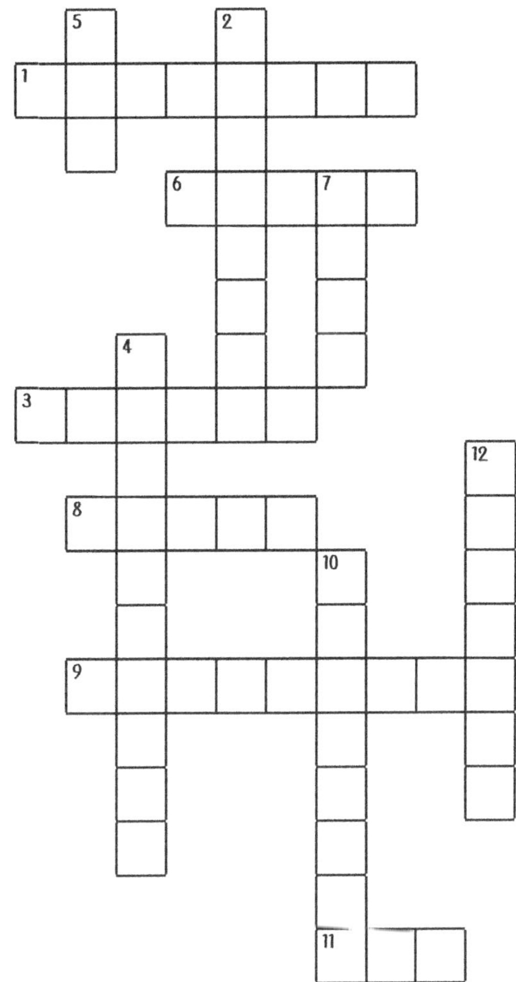

ACROSS

1. Vehicle with a hydraulic lift for towing disabled cars.
3. Women's top that often has buttons or a collar.
6. Biggest bone in the human body.
8. Plural of goose.
9. Country known for tango dancing, with Buenos Aires as its capital.
11. A picture showing the roads of an area.

DOWN

2. Blood vessels that carry blood away from the heart.
4. A vehicle that can float on a cushion of air.
5. A loyal companion often referred to as man's best friend.
7. The Beehive State.
10. Where do I go when I first get out of bed?
12. Container used for carrying clothing while traveling.

CROSSWORD #8

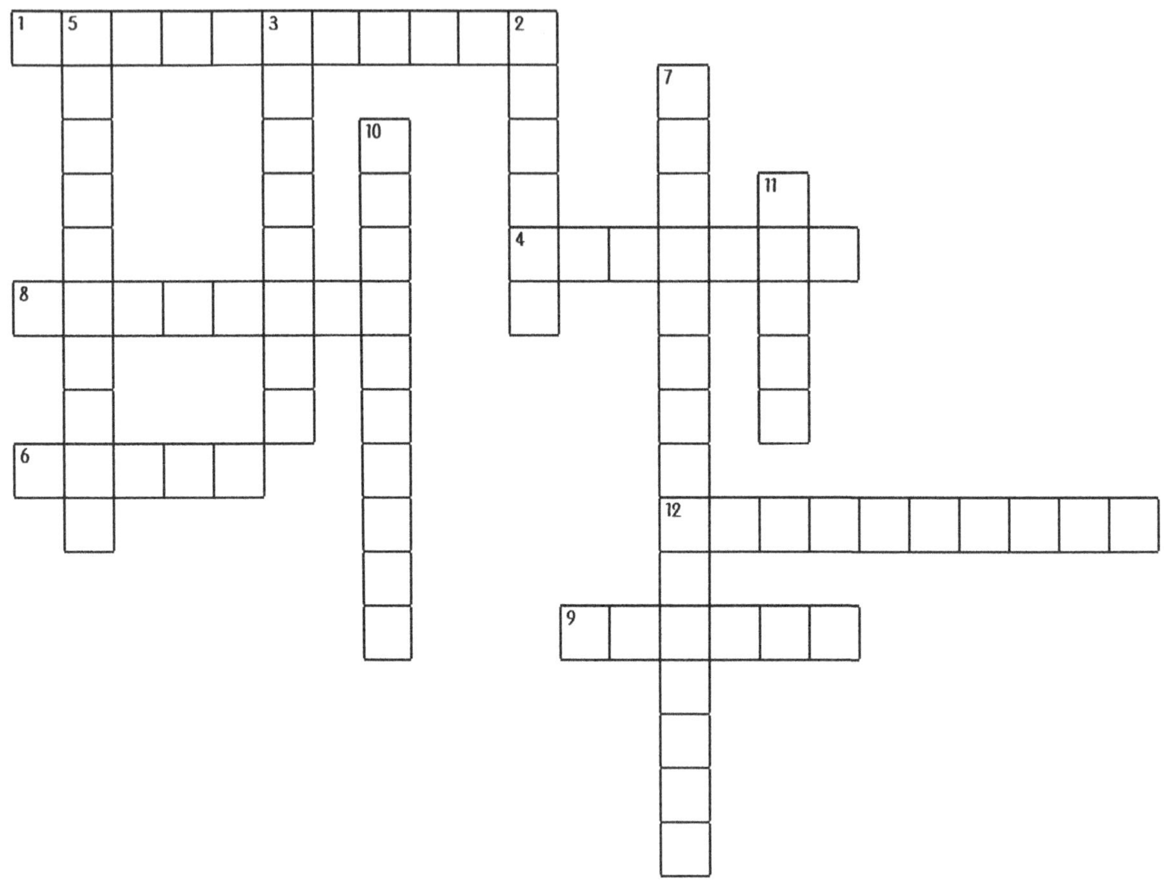

ACROSS

1. Parent of your mother or father.
4. A direct flight without layovers.
6. Two-wheeled vehicle powered by a gas engine.
8. Tool with blades for cutting materials.
9. Reptile known for its hard protective shell.
12. Underwater activity.

DOWN

2. This sport is where you race in a boat.
3. Wood that is burnt as fuel.
5. Large mammal known for its single horn.
7. Small, green vegetables often used in salads.
10. Sport performed on an ice surface, involving gliding.
11. Footwear that covers the entire foot and ankl

CROSSWORD #9

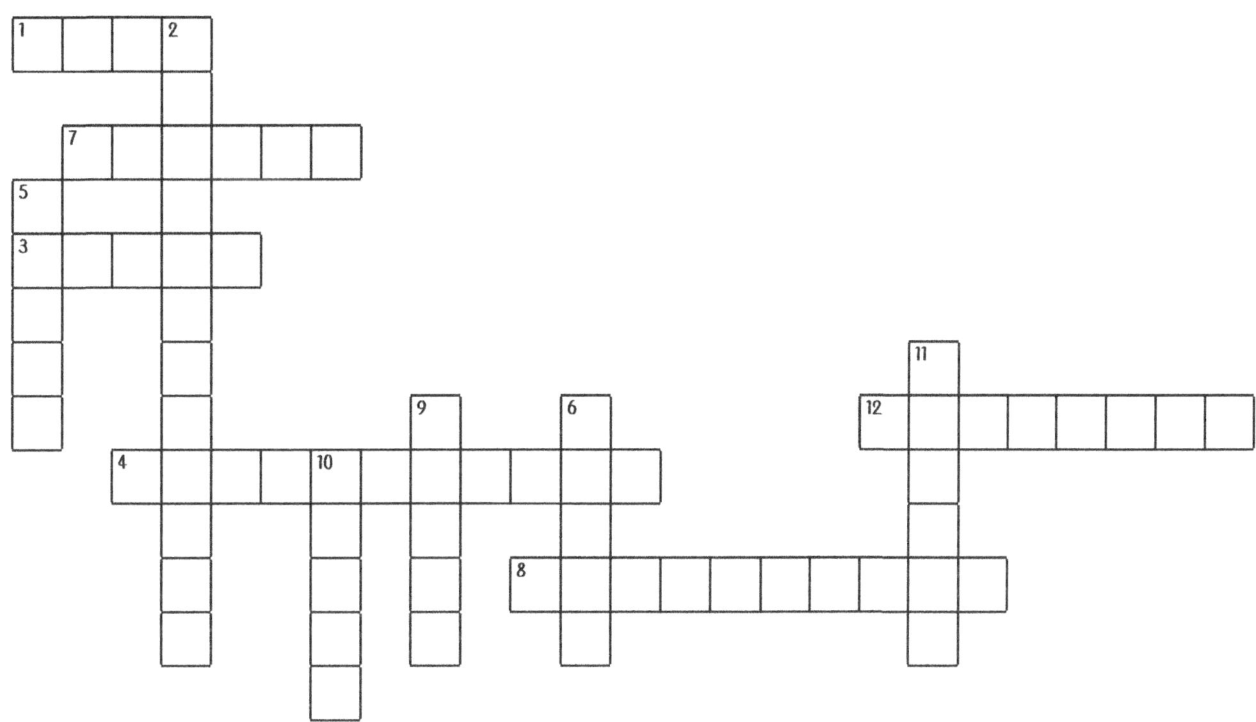

ACROSS

1. Short travel to a destination.
3. Structure providing shelter and comfort.
4. Person who delivers letters and packages to homes.
7. Where do you store dry foods?
8. How I feel when I win a tennis match.
12. Add this to water to clean dishes.

DOWN

2. State known as the "Keystone State".
5. Garment with buttons and a collar worn on the upper body.
6. Organ connected to every part of the body through blood vessels.
9. To mix sugar and fat together until fluffy.
10. Person who trains and guides a sports team.
11. Loose-fitting garment often worn in Japan.

CROSSWORD #10

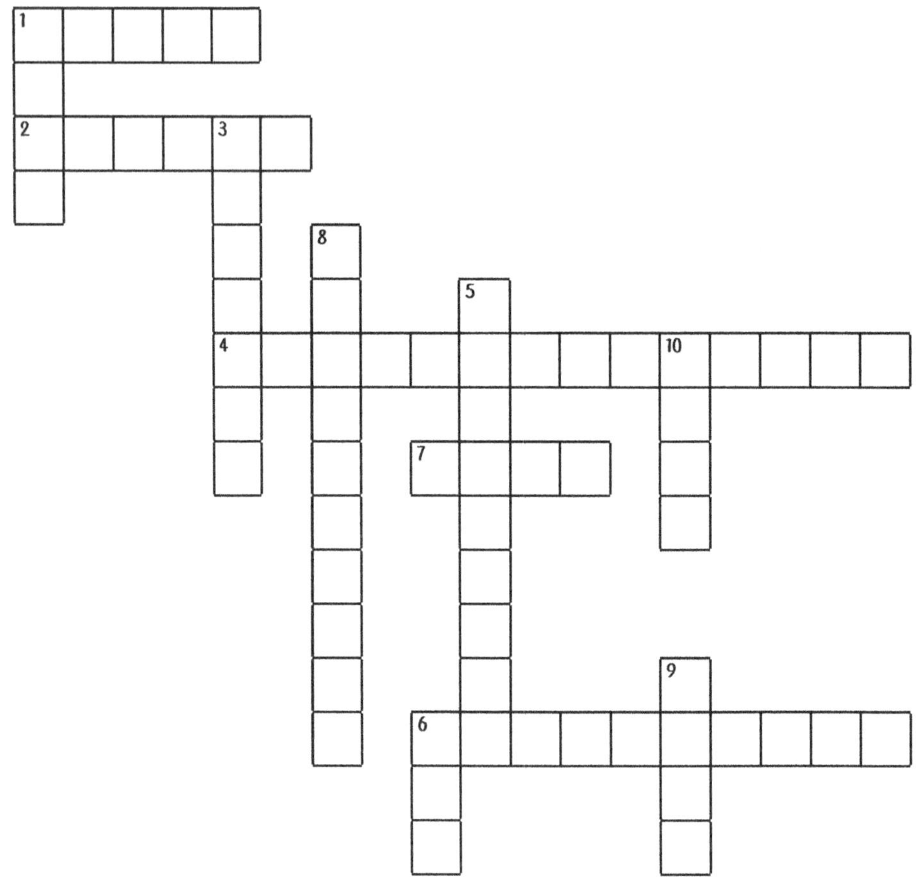

ACROSS

1. Leafy green vegetable with colorful stems.
2. Red and juicy, good on burgers or in salad.
4. Ensures the safety of pedestrians at a street intersection.
6. Aircraft with rotating wings.
7. Longer outerwear for warmth in cold weather.

DOWN

1. A place where people live that is larger than a town.
3. Appliance used to brown bread.
5. A long luxury car.
8. Tool that helps you see better in the dark.
6. Tool for weeding.
9. Yellow grain that grows on a cob.
10. Utensil with prongs used to eat food.

CROSSWORD #11

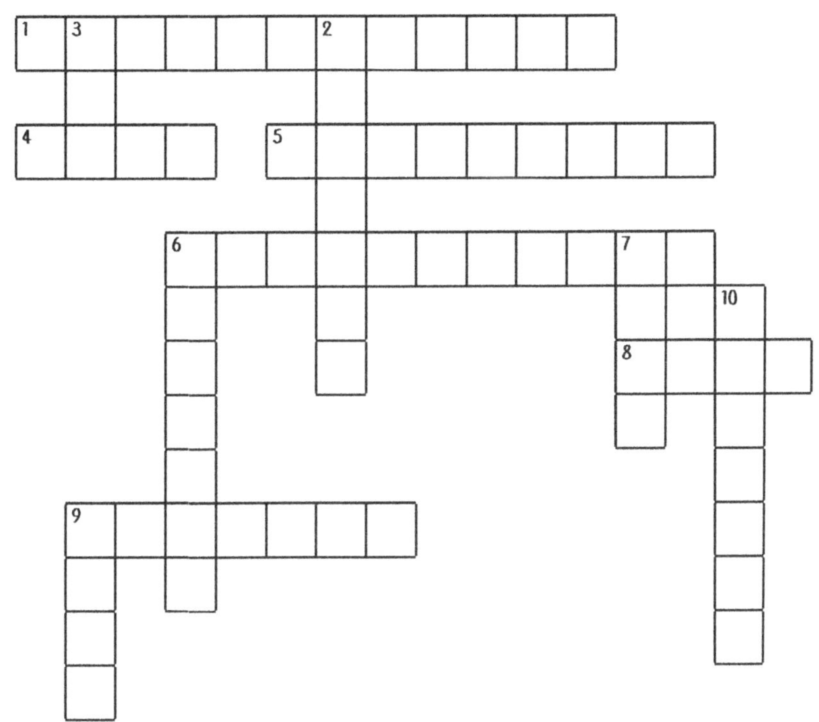

ACROSS

1. Appliance that keeps food cold.
4. What I do for my dog when it's hungry in the morning.
5. Sport played with sticks and a puck on ice.
6. Country famous for chocolate, watches, and mountains.
8. Formal outfit consisting of a jacket and trousers.
9. Earth's largest ocean.

DOWN

2. Emotion when visiting a new country for the first time.
3. Female sheep.
7. Facial feature used for smelling and breathing.
6. Nutritious dark green leafy vegetable.
9. Action of leaving a car in a designated spot.
10. The study of living organisms.

CROSSWORD #12

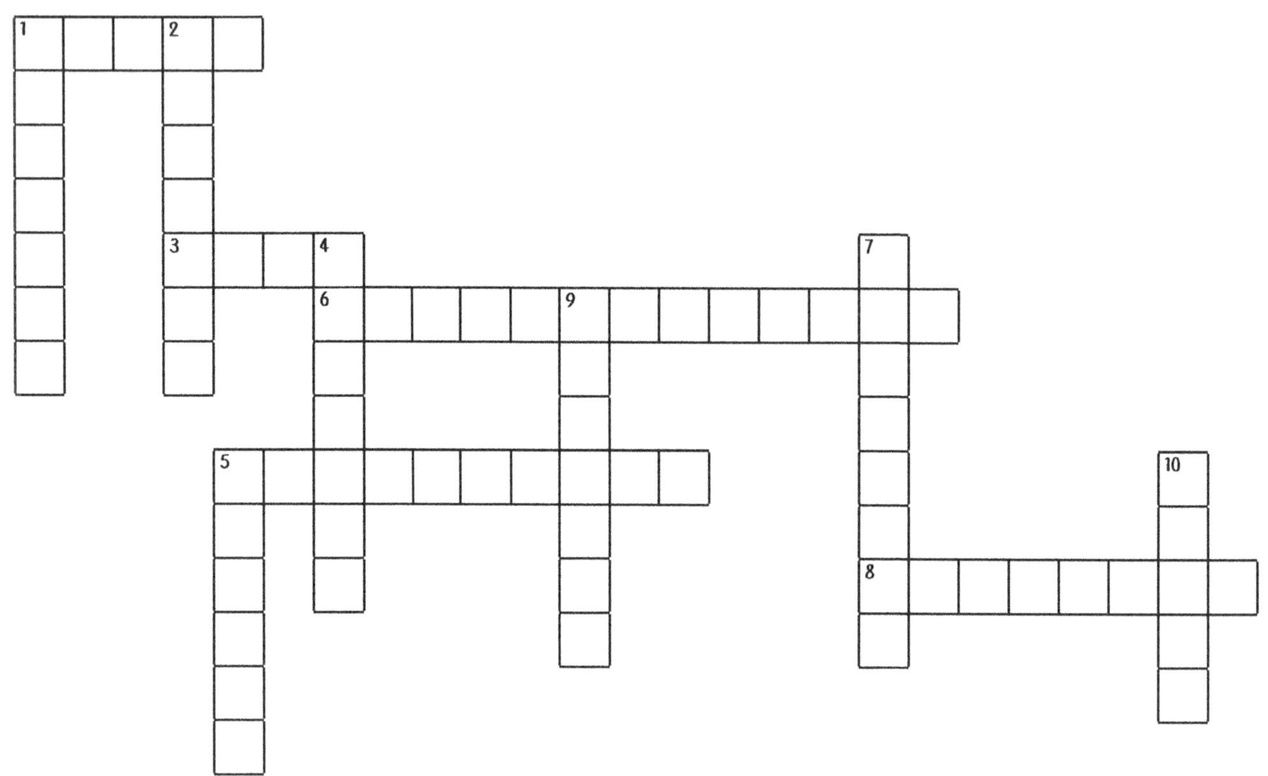

ACROSS

1. To cook in a small amount of fat.
3. Group working or playing together.
5. How I feel when I'm sick and don't know why.
6. It's famous for its royal family and tea.
8. The Great Lakes state.

DOWN

2. Sleeveless upper garment typically worn by women.
1. Tube-shaped ground meat, often served in links
4. A neutral or uncommitted person, especially in politics.
7. A sport where you jump as far as you can.
5. A person who grows crops.
9. Takes care of our teeth.
10. What is often written on a computer in the evening?

CROSSWORD #13

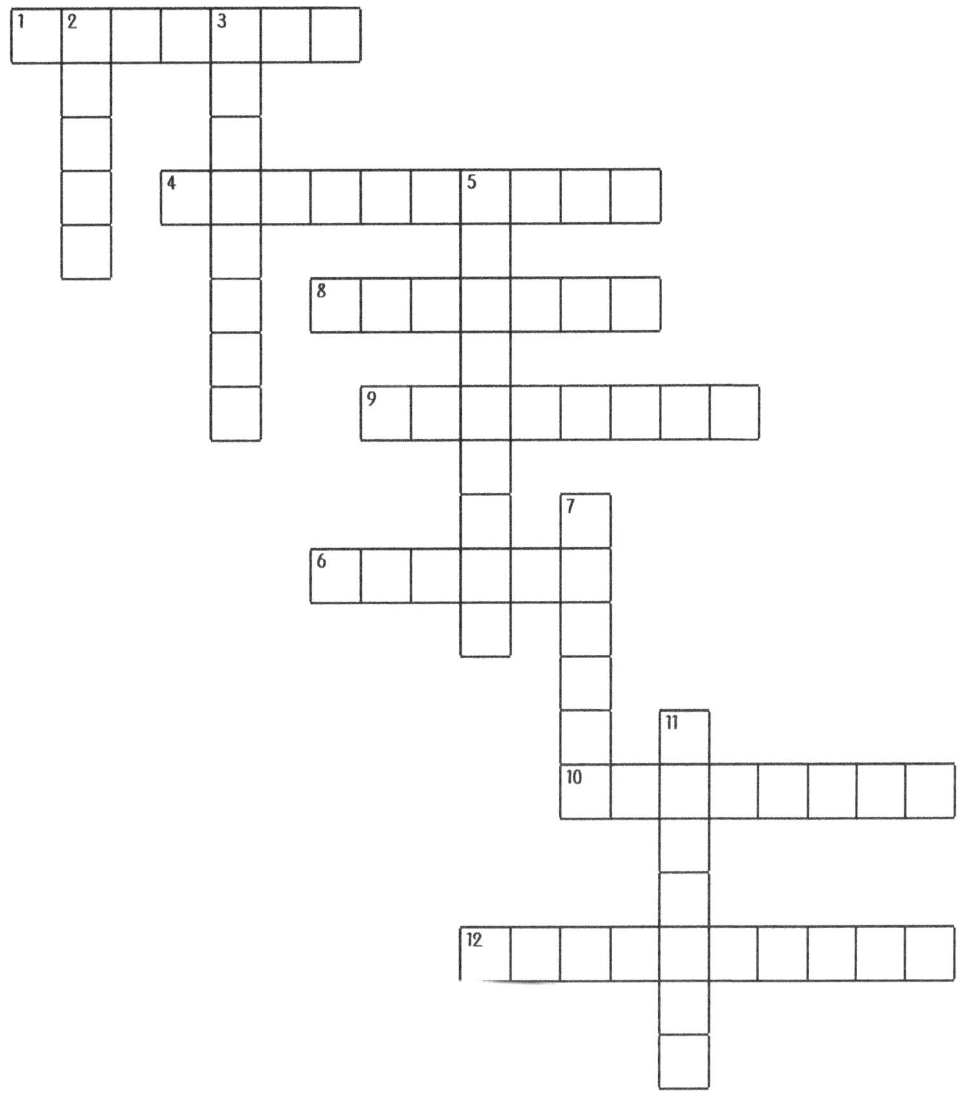

ACROSS

1. Summer shoes.
4. Large African island known for its diverse wildlife.
6. The first Olympic games were held here.
8. Time of day typically reserved for dinner.
9. Green vegetable that grows on vines and is soft inside.
10. A boat that is moved by the force of the wind in its sails.
12. Often played on the beach.

DOWN

2. Protective garment worn over clothes while cooking.
3. U.S. state nicknamed "The Natural State".
5. Helps protect your skin from the sun.
7. Play this with racket.
11. This organ filters the blood and removes the wastes.

CROSSWORD #14

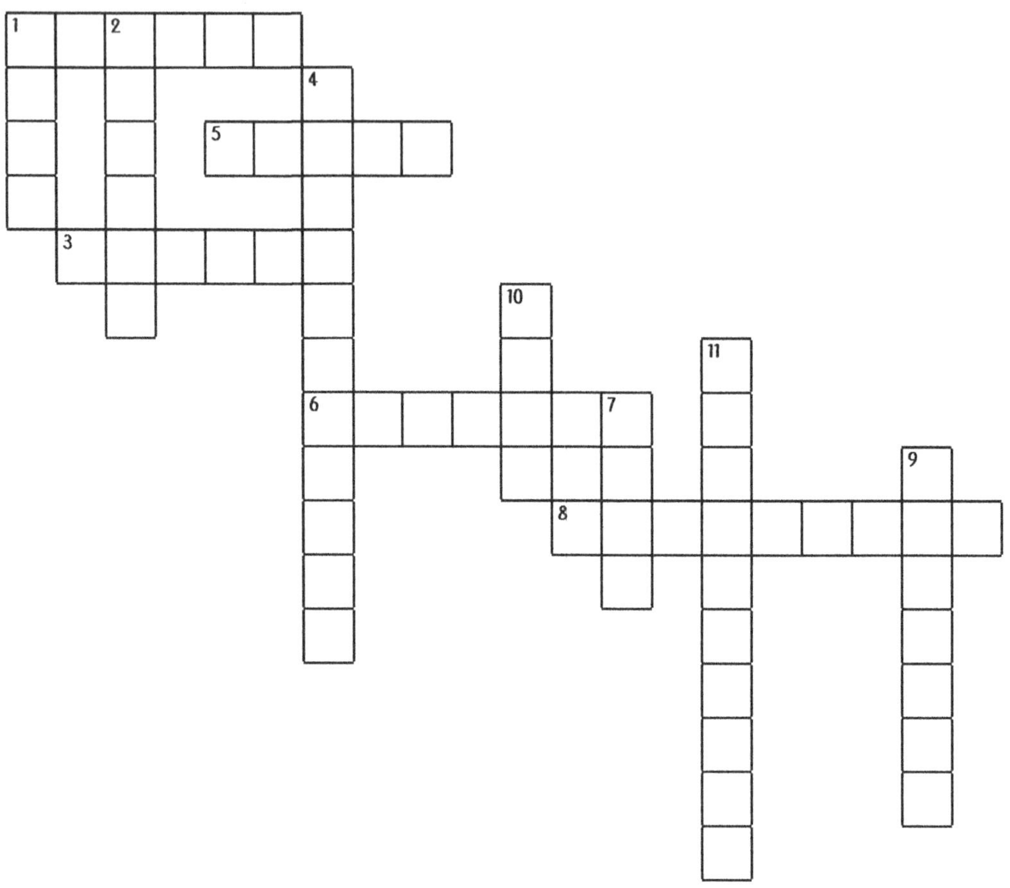

ACROSS

1. Popular sport in Europe.
3. Spicy root used to ease nausea.
5. A series of connected cars pulled by an engine.
6. Substances in your body that help break down food.
8. Someone who catches fish.

DOWN

1. Loose grains found on beaches.
2. Your aunt's son.
4. Person who cuts and styles hair.
7. To move through water using limbs.
9. Field where animals graze.
10. A young sheep.
11. To laugh loudly in an unrestrained way.

CROSSWORD #15

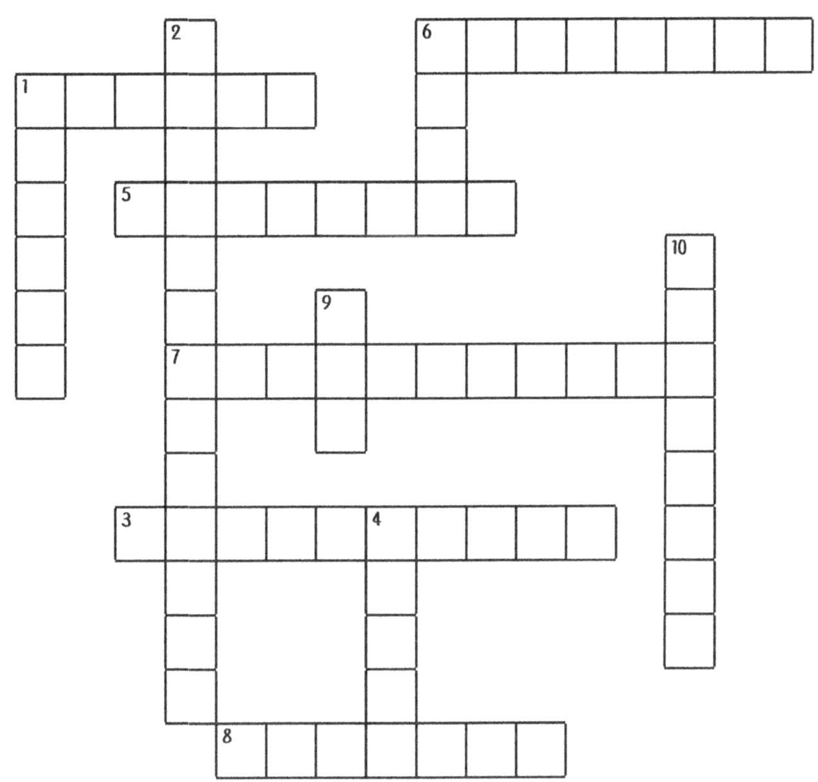

ACROSS

1. Outdoor activity involving walking on trails.
3. Sweet red fruit, often slightly tart.
5. Long, green, and crunchy; grows on vines.
7. Orange vegetable, sweet when cooked.
8. Sport where athletes jump over barriers while running.
6. Looks like little trees.

DOWN

1. State known as "The Aloha State".
2. A sport where you dance on ice.
4. To combine ingredients by mixing thoroughly.
6. Large, tied bundle of straw.
9. Something you make after waking up.
10. Sport played on a 100-yard field.

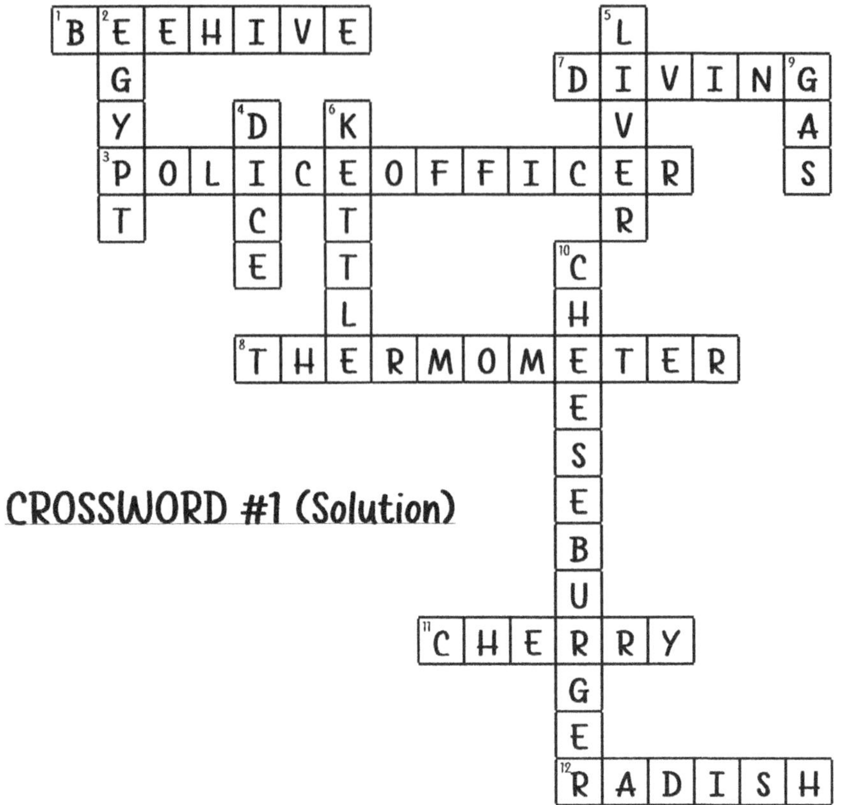

CROSSWORD #1 (Solution)

1 BARN
2 ROME
3 EVAPORATION
4 SHORTS
5 CHEF
6 PULMONARYVEINS
7 LEGGINGS
8 GOAT
9 VAN
10 LOMEI
11 ANGRY
12 PEEL

CROSSWORD #2 (Solution)

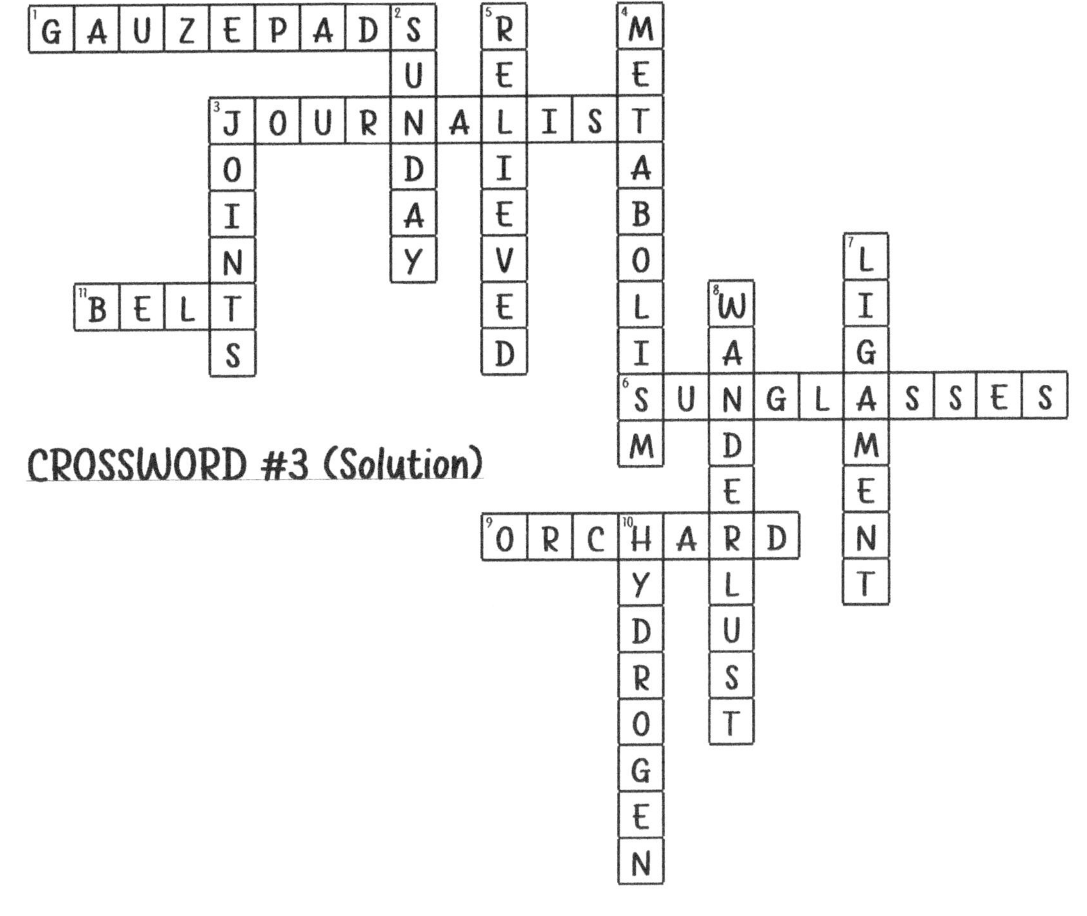

CROSSWORD #3 (Solution)

CROSSWORD #4 (Solution)

CROSSWORD #5 (Solution)

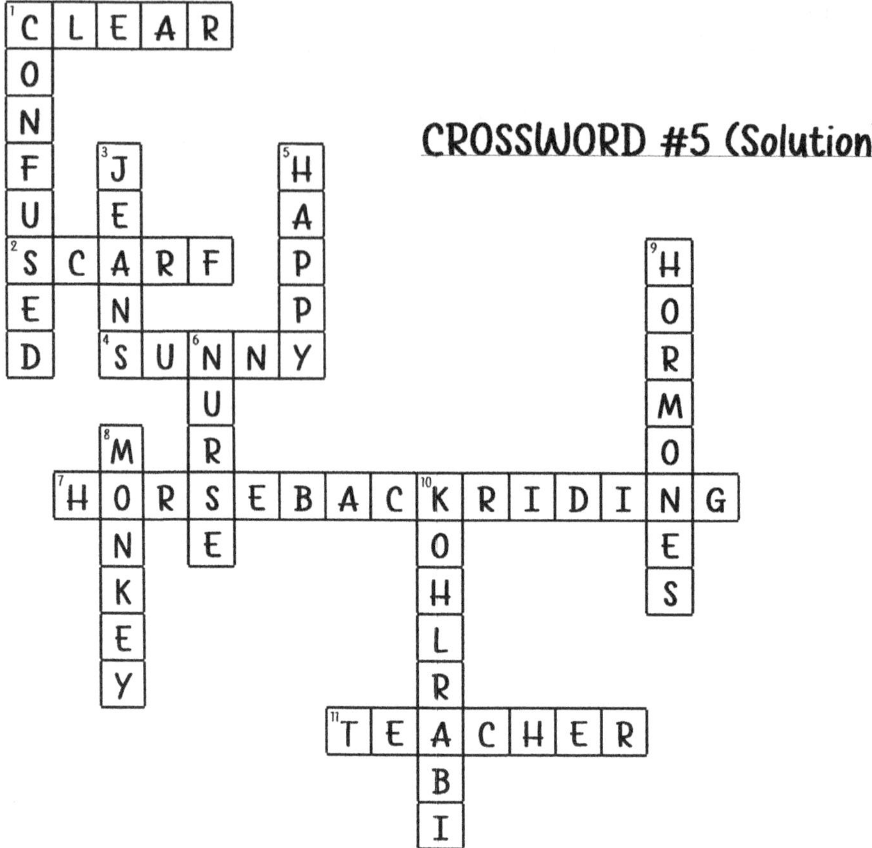

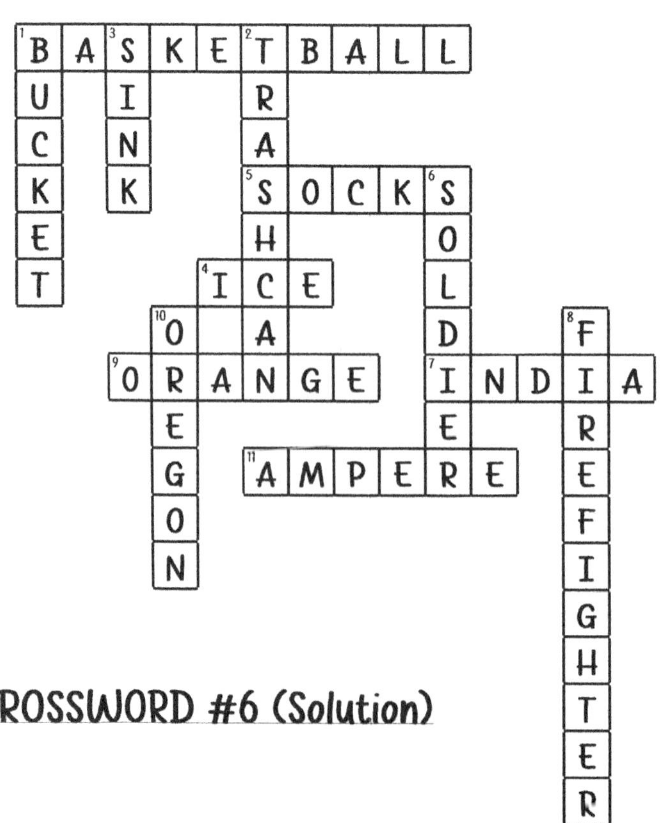

CROSSWORD #6 (Solution)

CROSSWORD #7 (Solution)

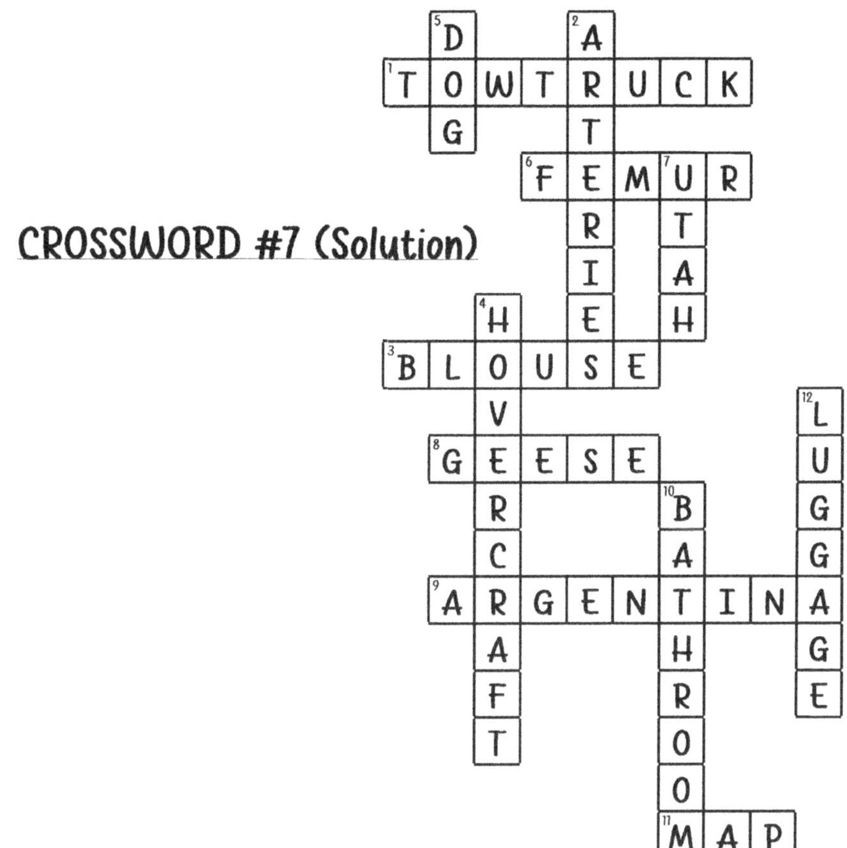

CROSSWORD #8 (Solution)

Across:
- 1 GRANDFATHER
- 4 NONSTOP
- 6 MOPED
- 8 SCISSORS
- 9 TURTLE
- 12 SNORKELING

Down:
- 2 ROWING
- 3 FIREWOOD
- 5 RHINOCEROS
- 7 BRUSSELSSPROUTS
- 10 ICESKATING
- 11 BOOTS

CROSSWORD #9 (Solution)

1 TRIP
2 PENNSYLVANIA
3 HOUSE
4 MAILCARRIER
5 SHIRT
6 HEART
7 PANTRY
8 TRIUMPHANT
9 CREAM
10 COACH
11 KIMONO
12 DISHSOAP

CROSSWORD #10 (Solution)

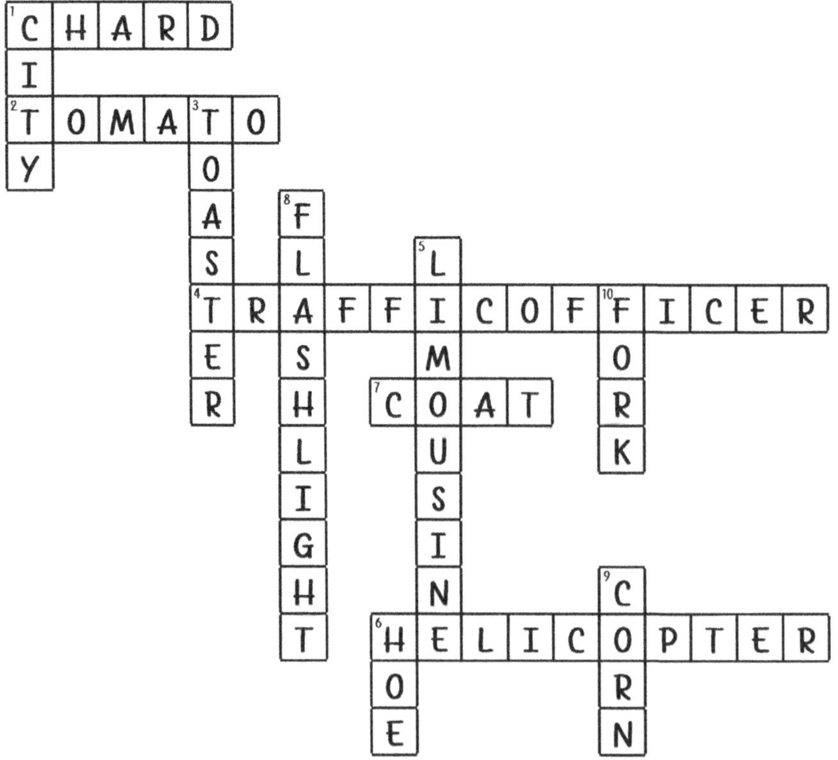

CROSSWORD #11 (Solution)

Across: 1 REFRIGERATOR, 4 FEED, 5 ICEHOCKEY, 6 SWITZERLAND, 8 SUIT, 9 PACIFIC

Down: 2 EXCITED, 3 EWE, 6 SPINACH, 7 NOSE, 9 PARK, 10 BIOLOGY

CROSSWORD #12 (Solution)

Across: 1 SAUTE, 3 TEAM, 5 FRUSTRATED, 6 UNITEDKINGDOM, 8 MICHIGAN

Down: 1 SAUSAGE, 2 TANKTOP, 4 MUGWUMP, 5 FARMER, 7 LONGJUMP, 9 DENTIST, 10 EMAIL

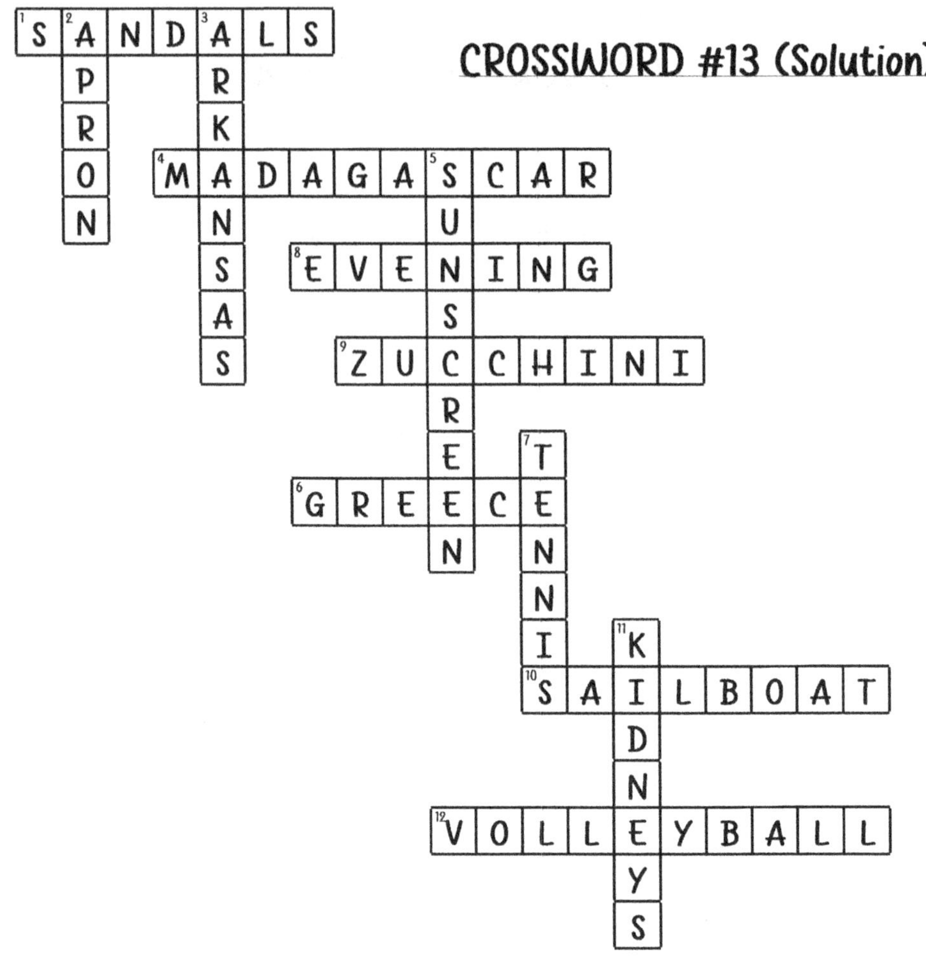

CROSSWORD #13 (Solution)

CROSSWORD #14 (Solution)

1 SOCCER
1 SAND
2 COUSIN
3 GINGER
4 HAIRDRESSER
5 TRAIN
6 ENZYMES
7 SWIM
8 FISHERMAN
9 PASTURE
10 LAMB
11 CACHINNATE

CROSSWORD #15 (Solution)

			2 F					6 B	R	O	C	C	O	L	I
1 H	I	K	I	N	G			A							
A			G					L							
W		5 C	U	C	U	M	B	E	R						
A			R										10 F		
I			E			9 B							O		
I			7 S	W	E	E	T	P	O	T	A	T	O		
			K			D							T		
			A										B		
		3 S	T	R	A	W	4 B	E	R	R	Y		A		
			I				L						L		
			N				E						L		
			G				N								
				8 H	U	R	D	L	E	S					

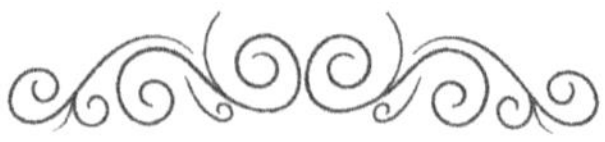

MAZES

The aim of a maze puzzle is to navigate from the starting point to the exit point within the maze.

You can use your finger, a pen, or a pencil to trace your path through the maze. Choose a tool that allows you to easily mark your progress without damaging the maze.

Begin at the designated entrance point of the maze. Continue navigating through the maze until you successfully reach the exit point.

Watch out for dead ends, which are paths that lead to a dead end and do not progress toward the exit. If you encounter a dead end, backtrack to the nearest branching point and try an alternative route.

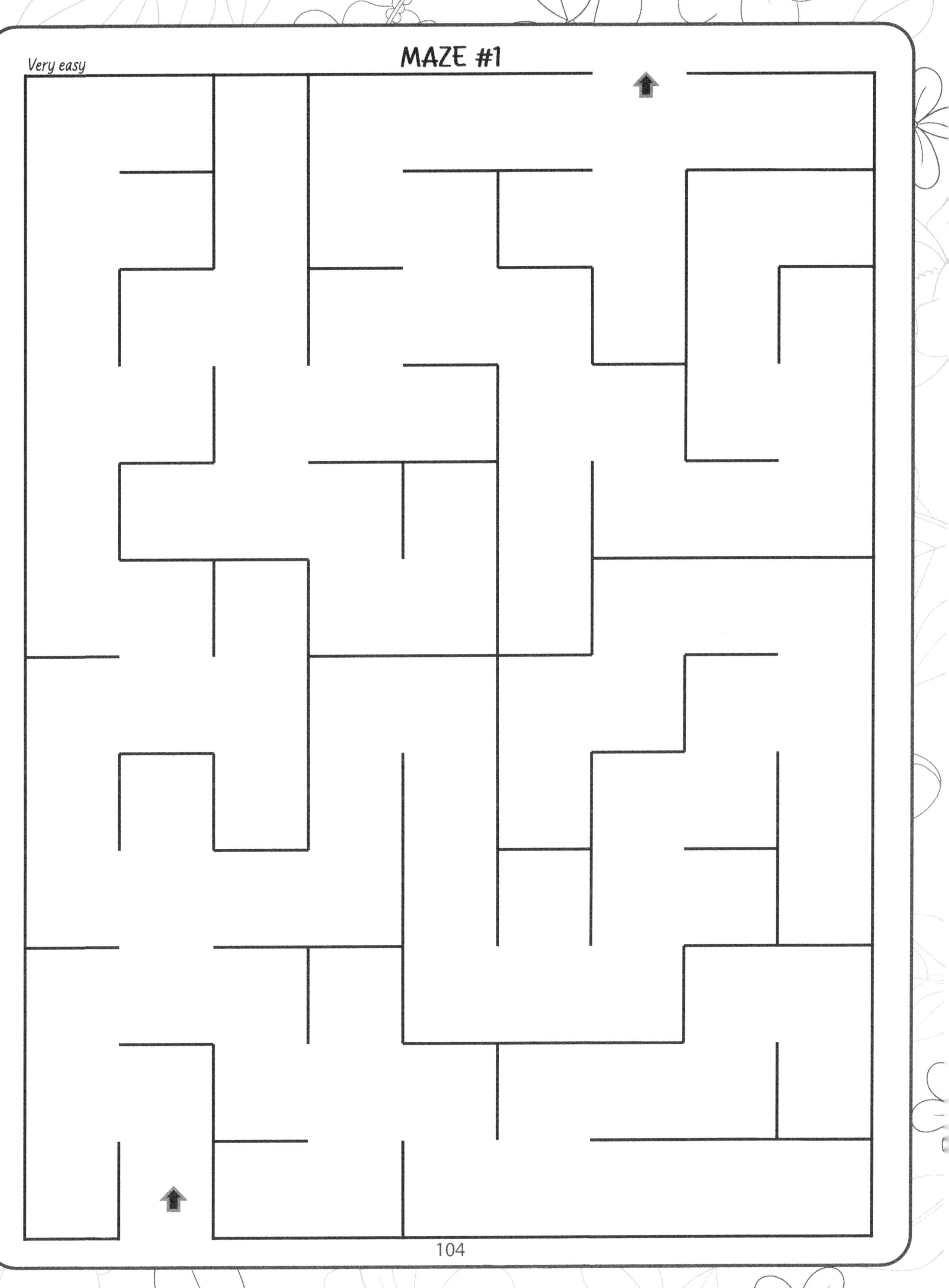
MAZE #1
Very easy

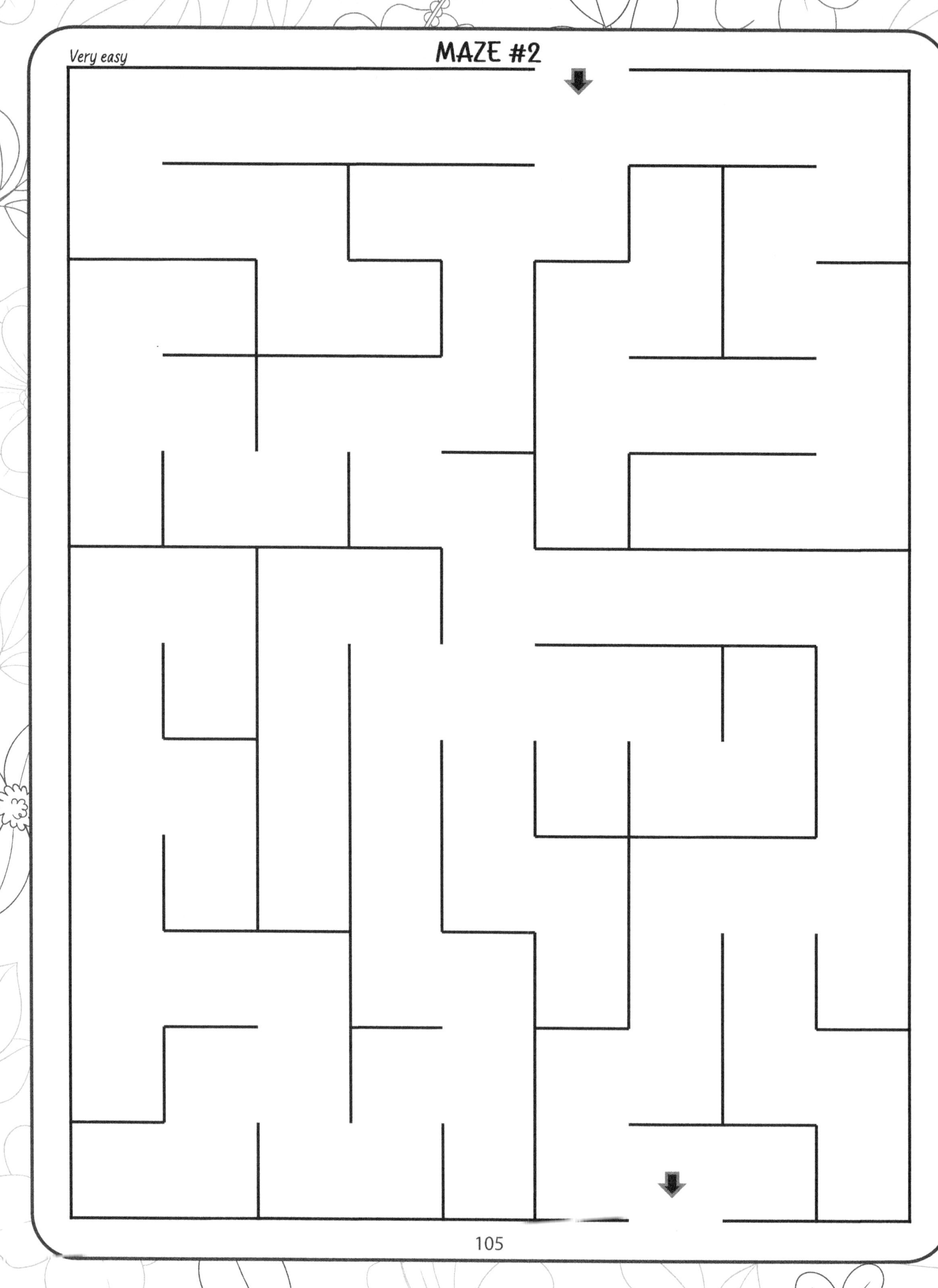
Very easy
MAZE #2

MAZE #3

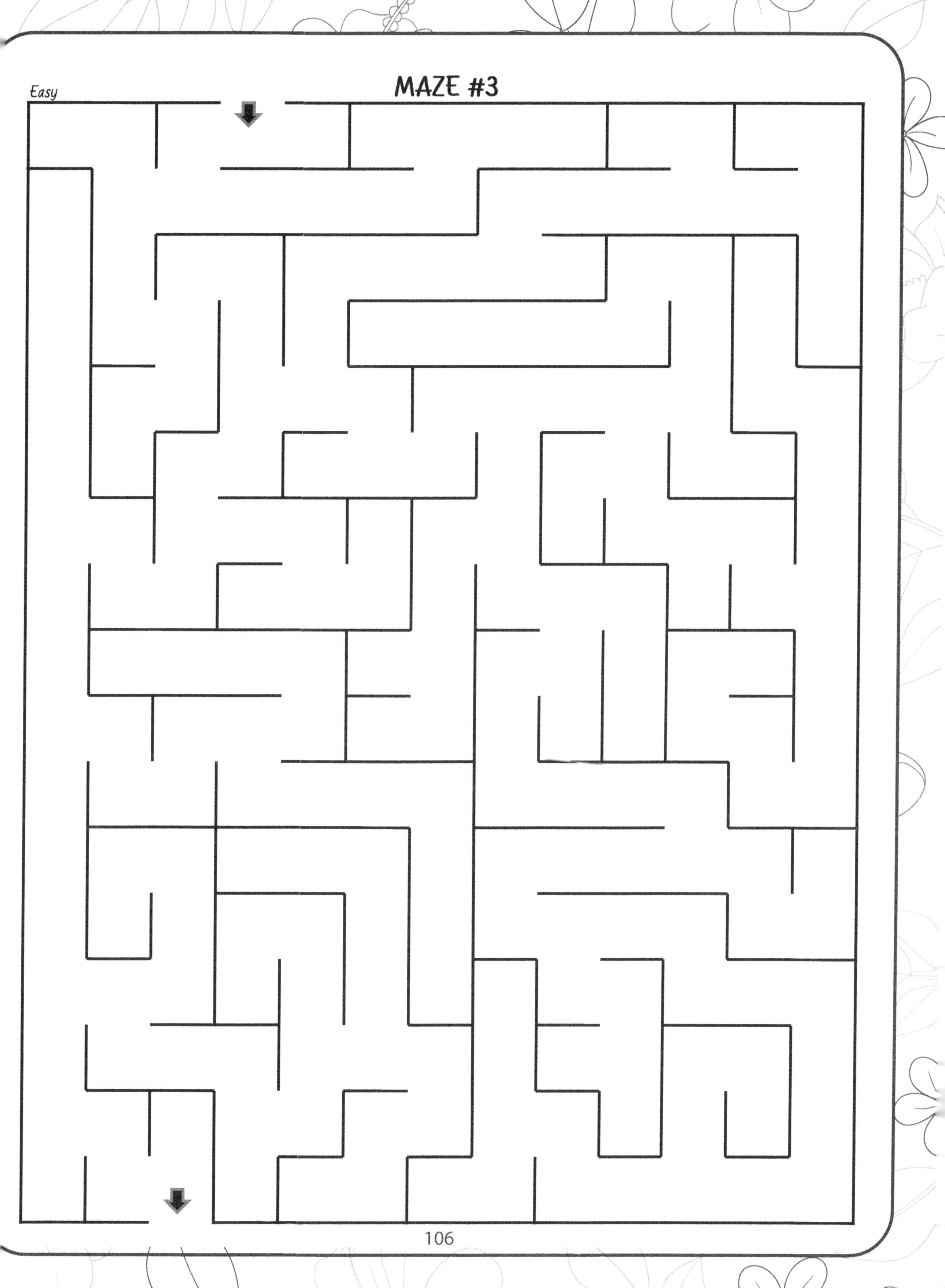

Easy

MAZE #4

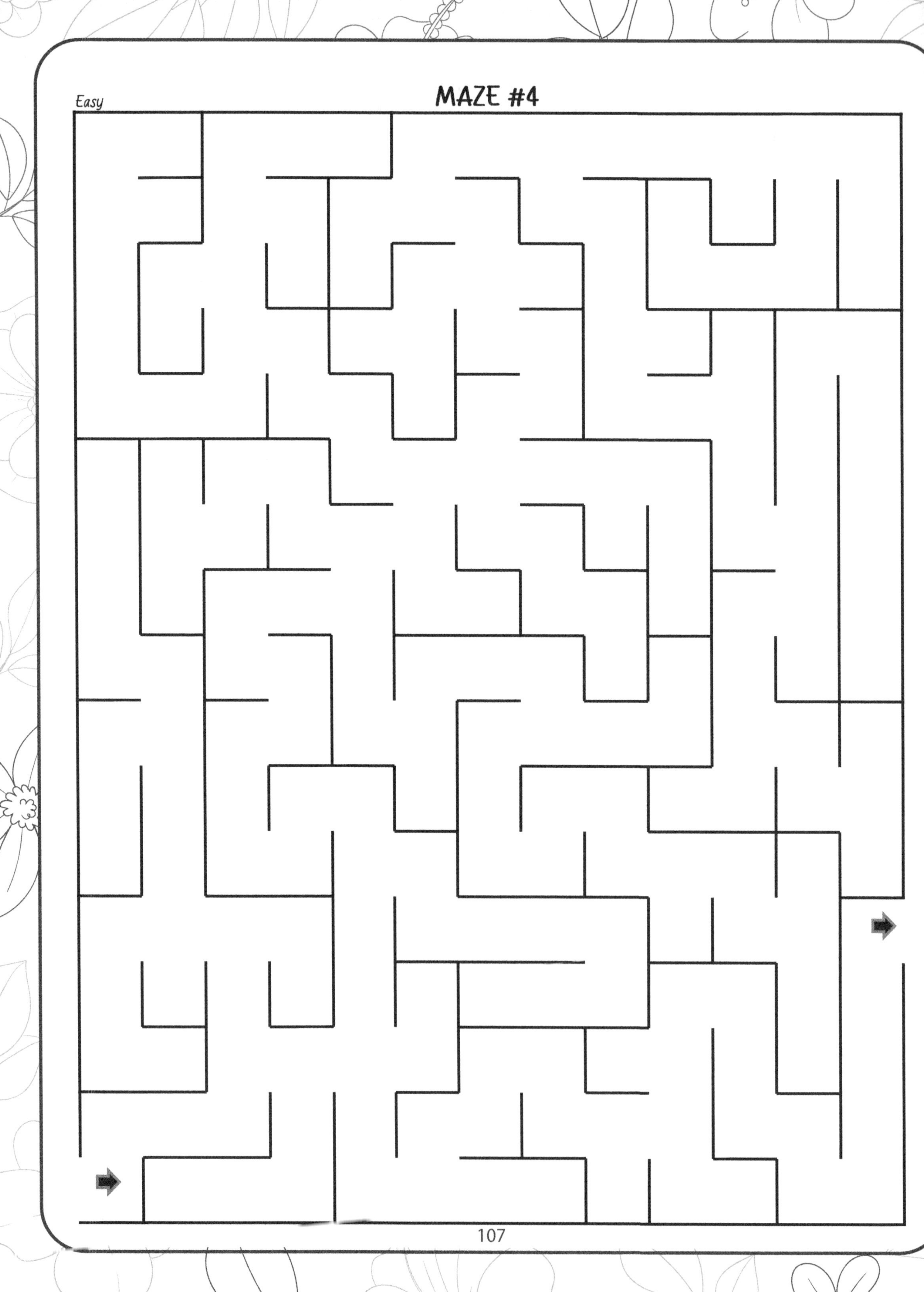

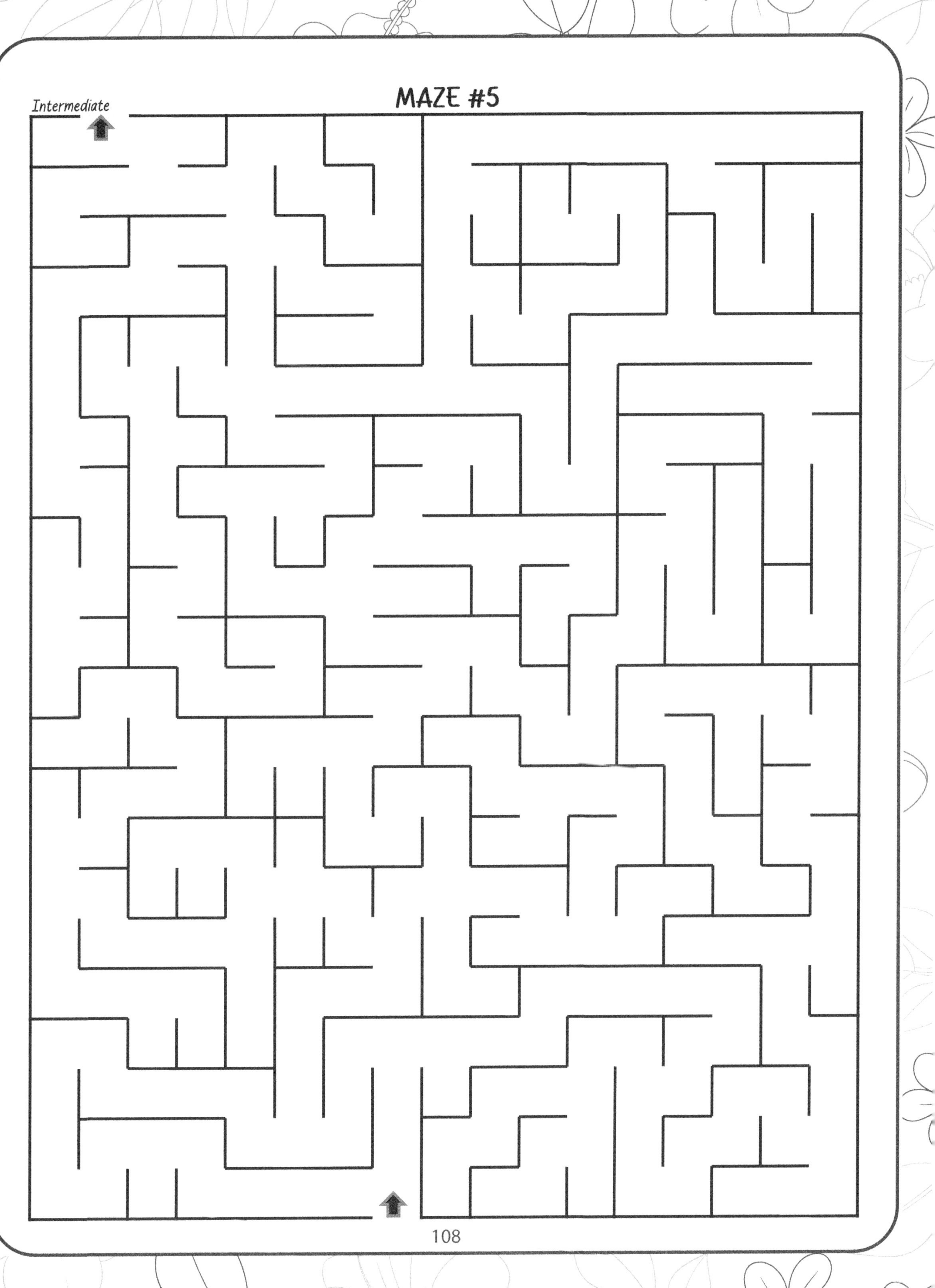
MAZE #5
Intermediate

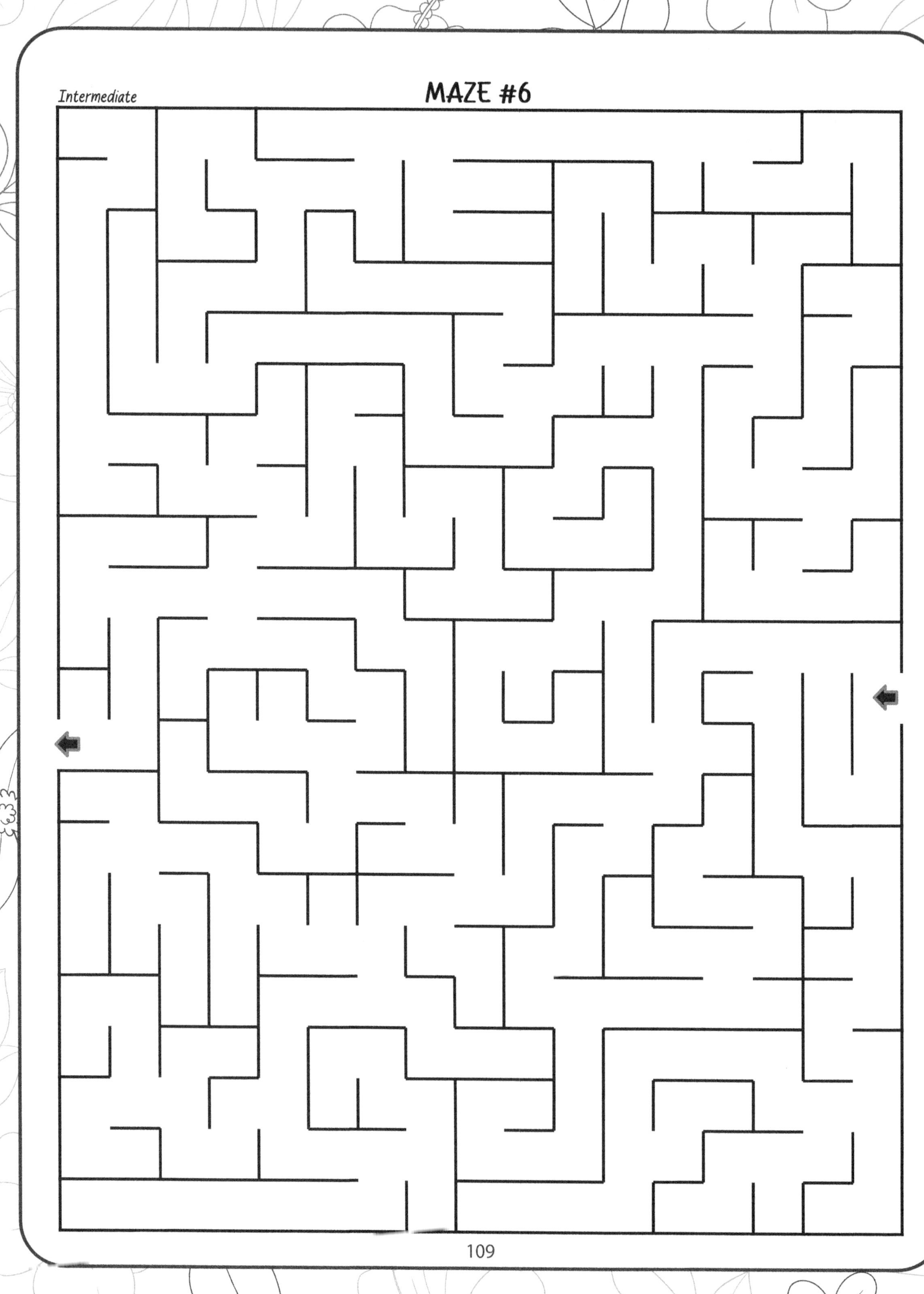
Intermediate
MAZE #6

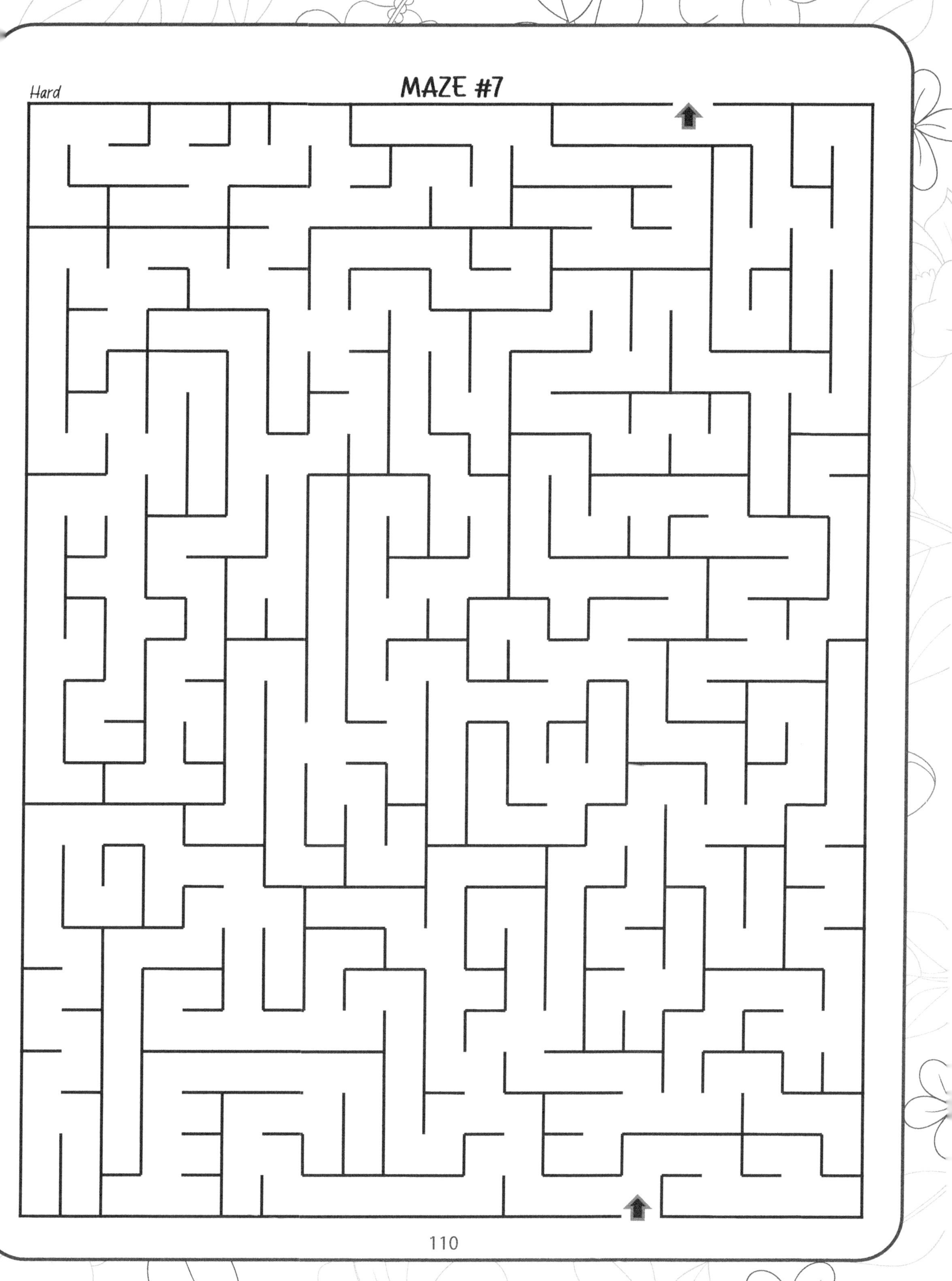
Hard
MAZE #7

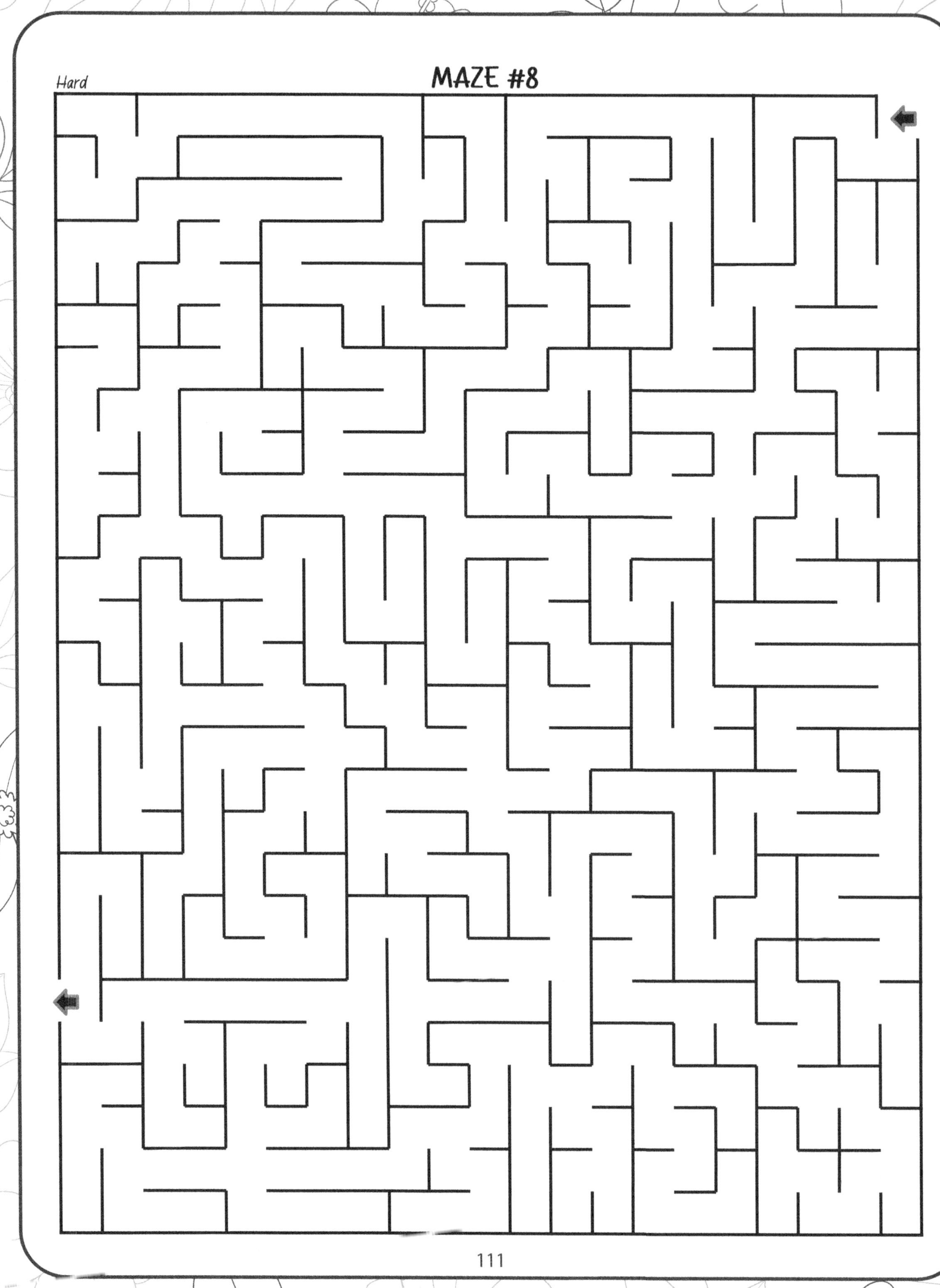
Hard
MAZE #8

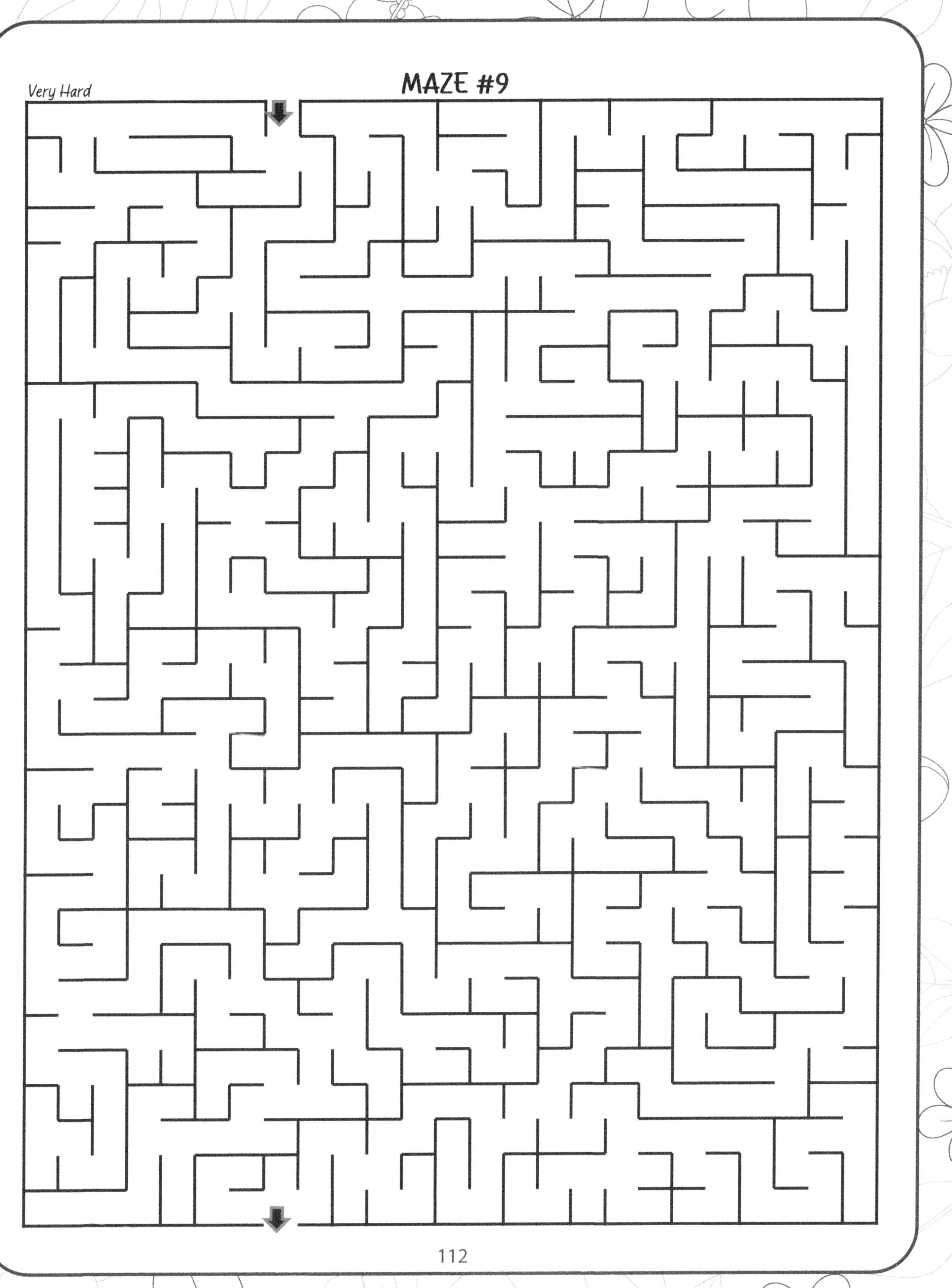
Very Hard
MAZE #9

Very Hard

MAZE #10

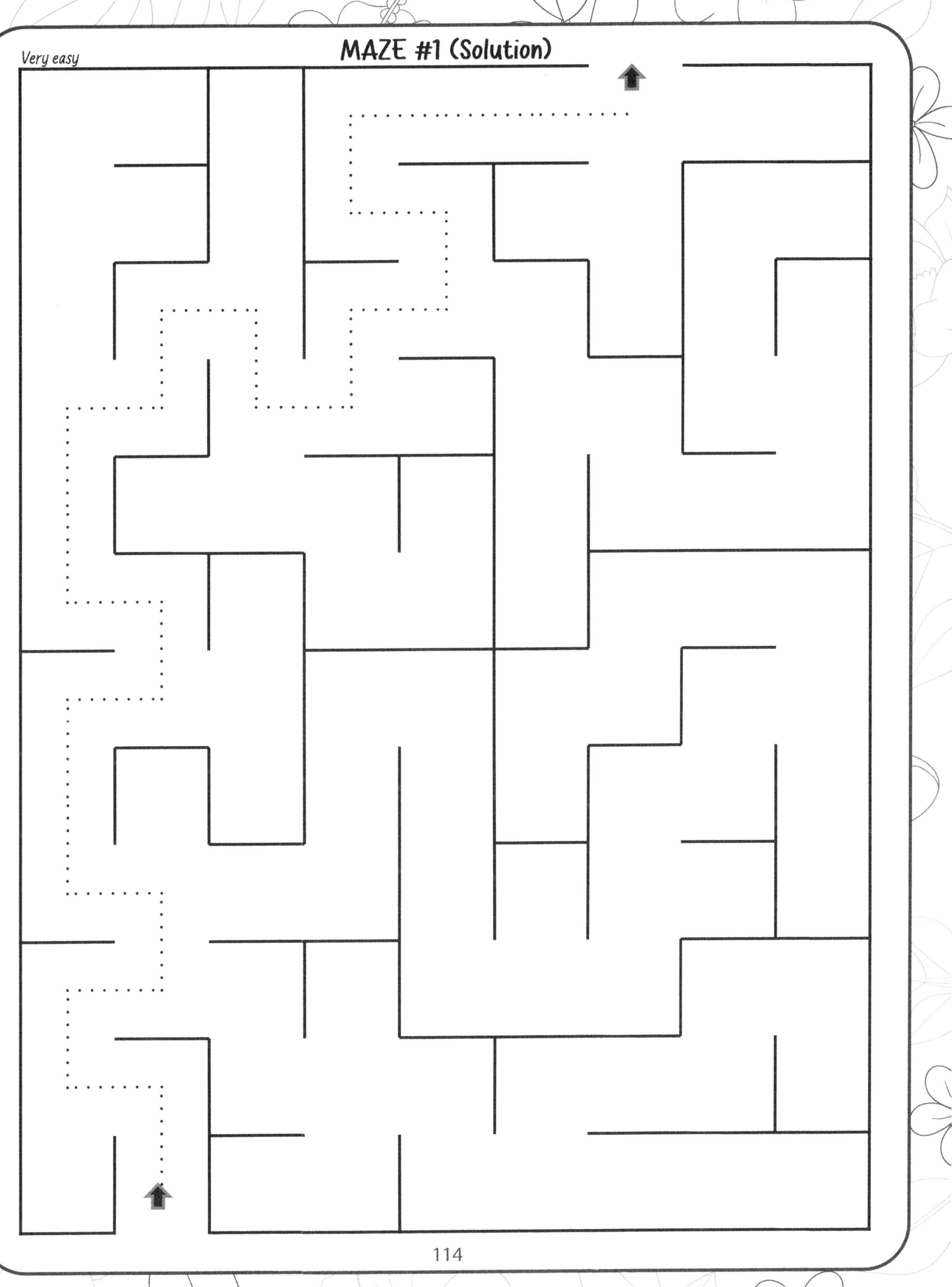
Very easy
MAZE #1 (Solution)

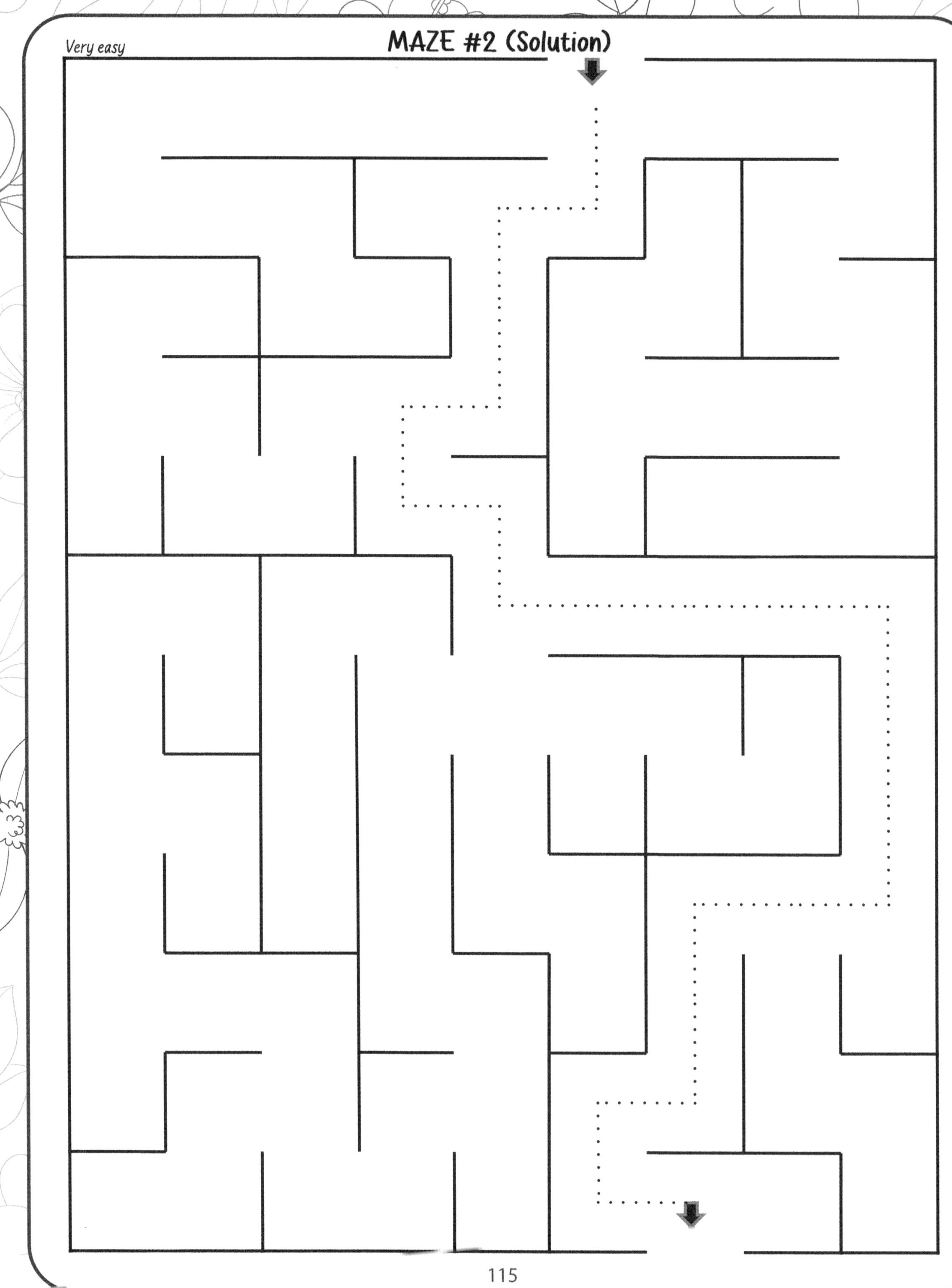
Very easy
MAZE #2 (Solution)

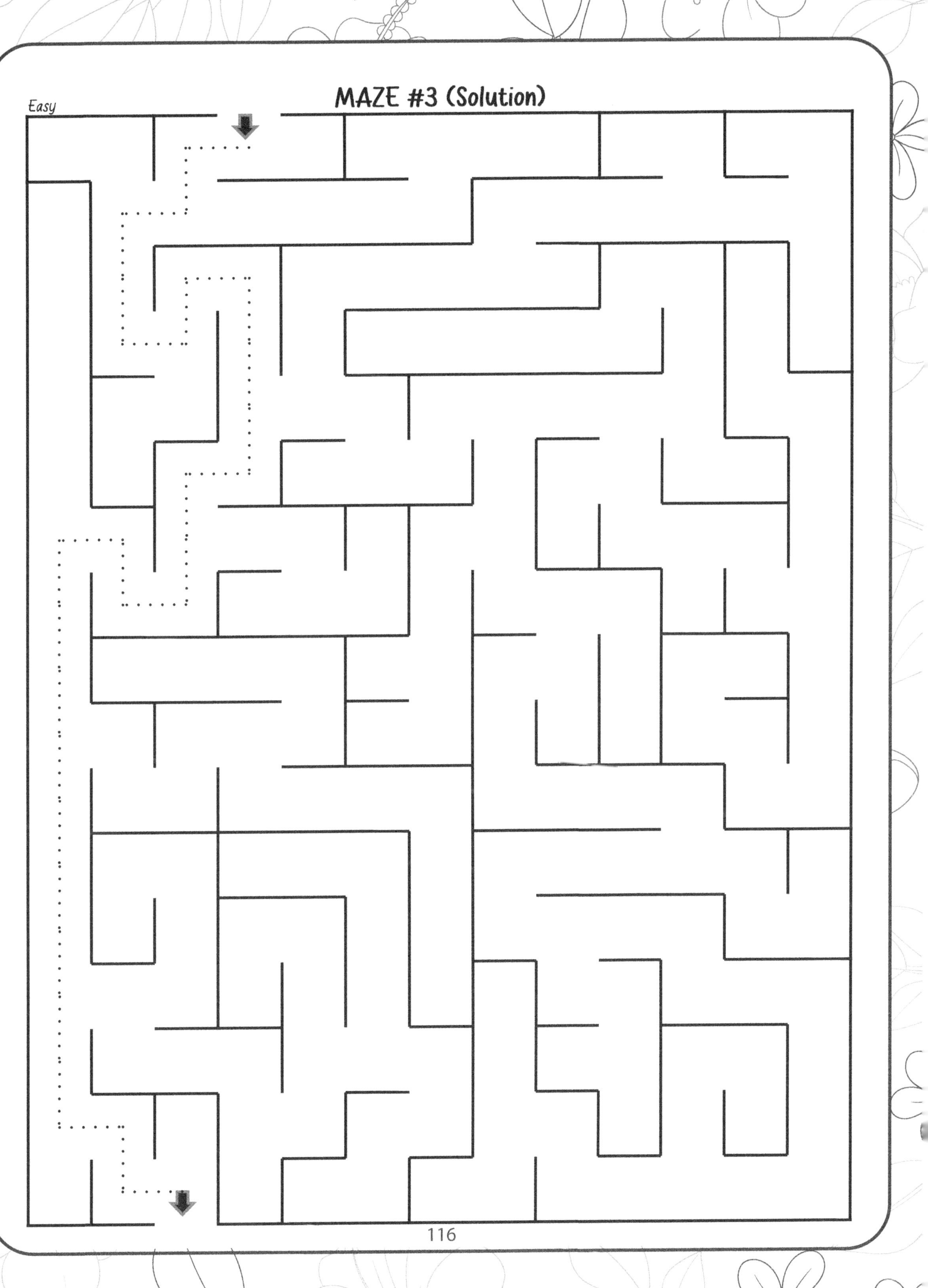
Easy
MAZE #3 (Solution)

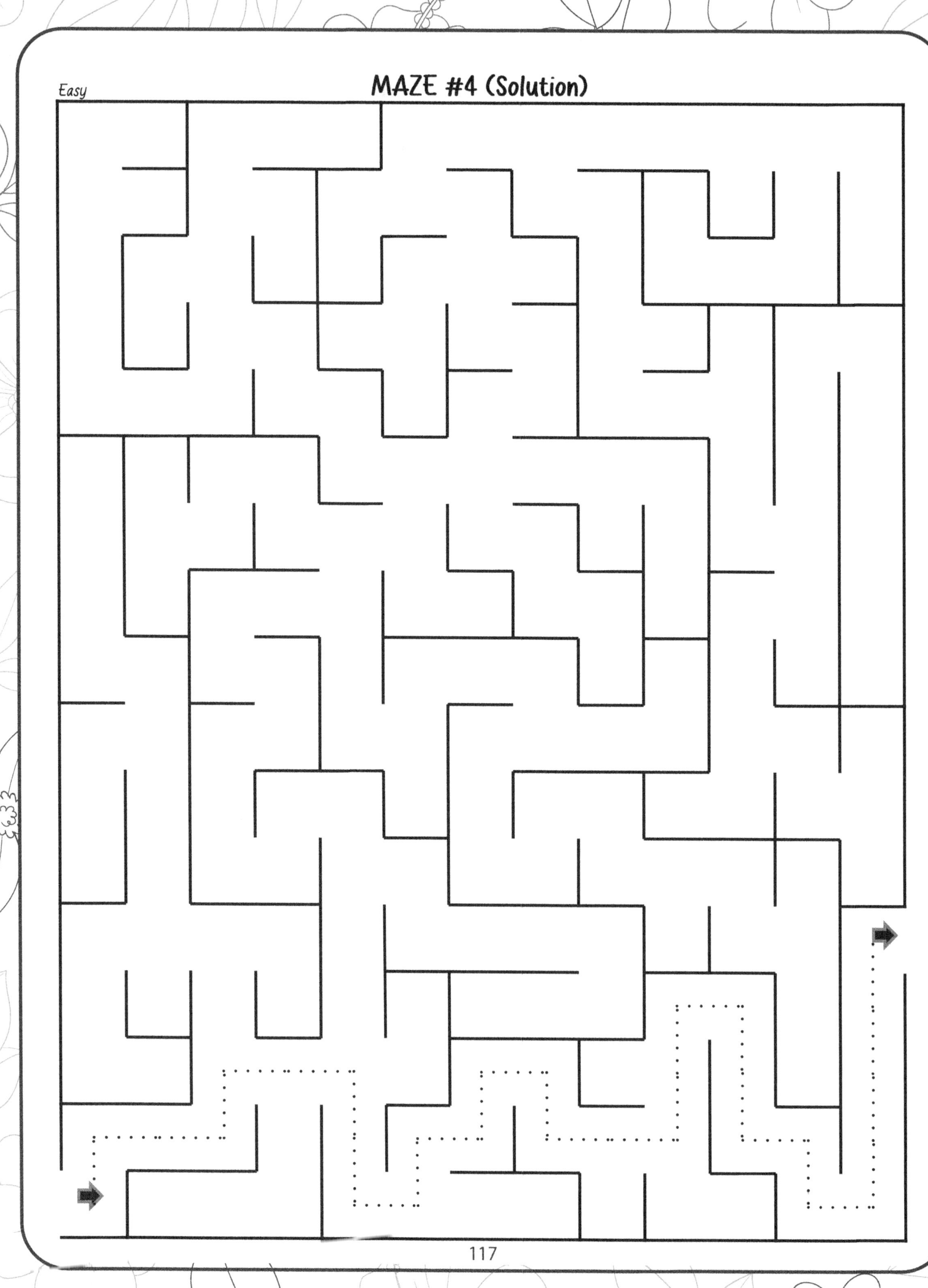
Easy
MAZE #4 (Solution)

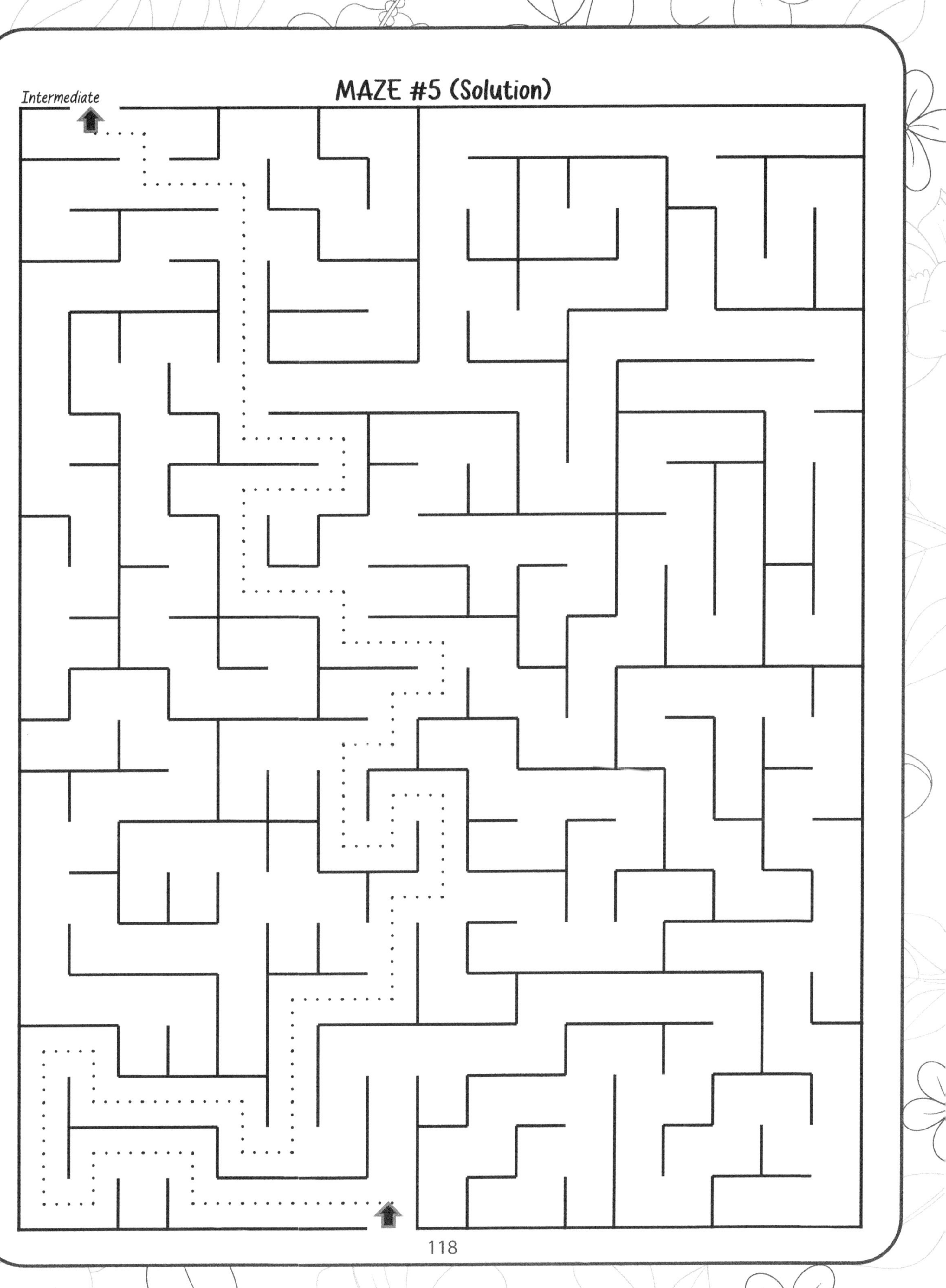
Intermediate
MAZE #5 (Solution)

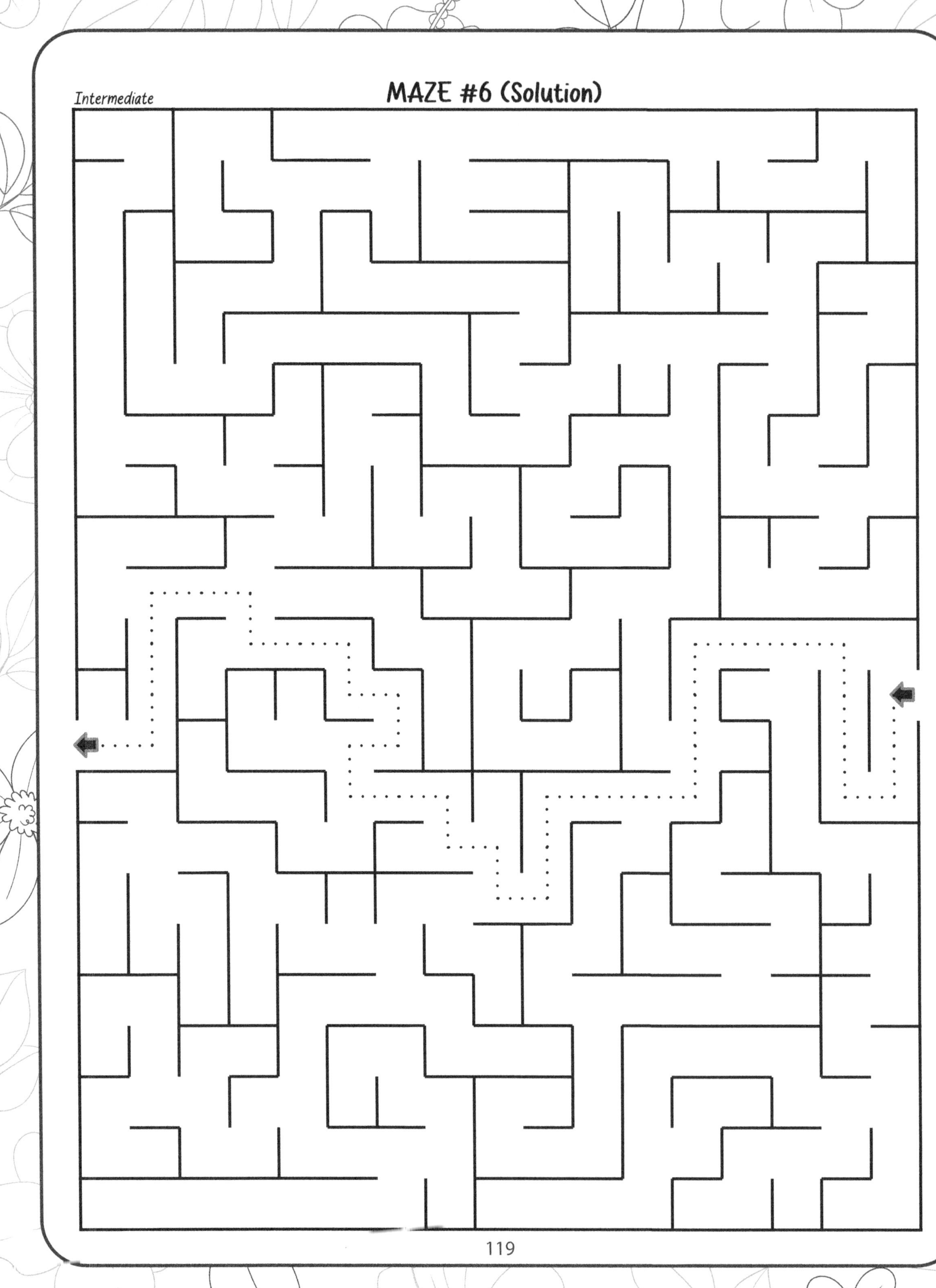
Intermediate
MAZE #6 (Solution)

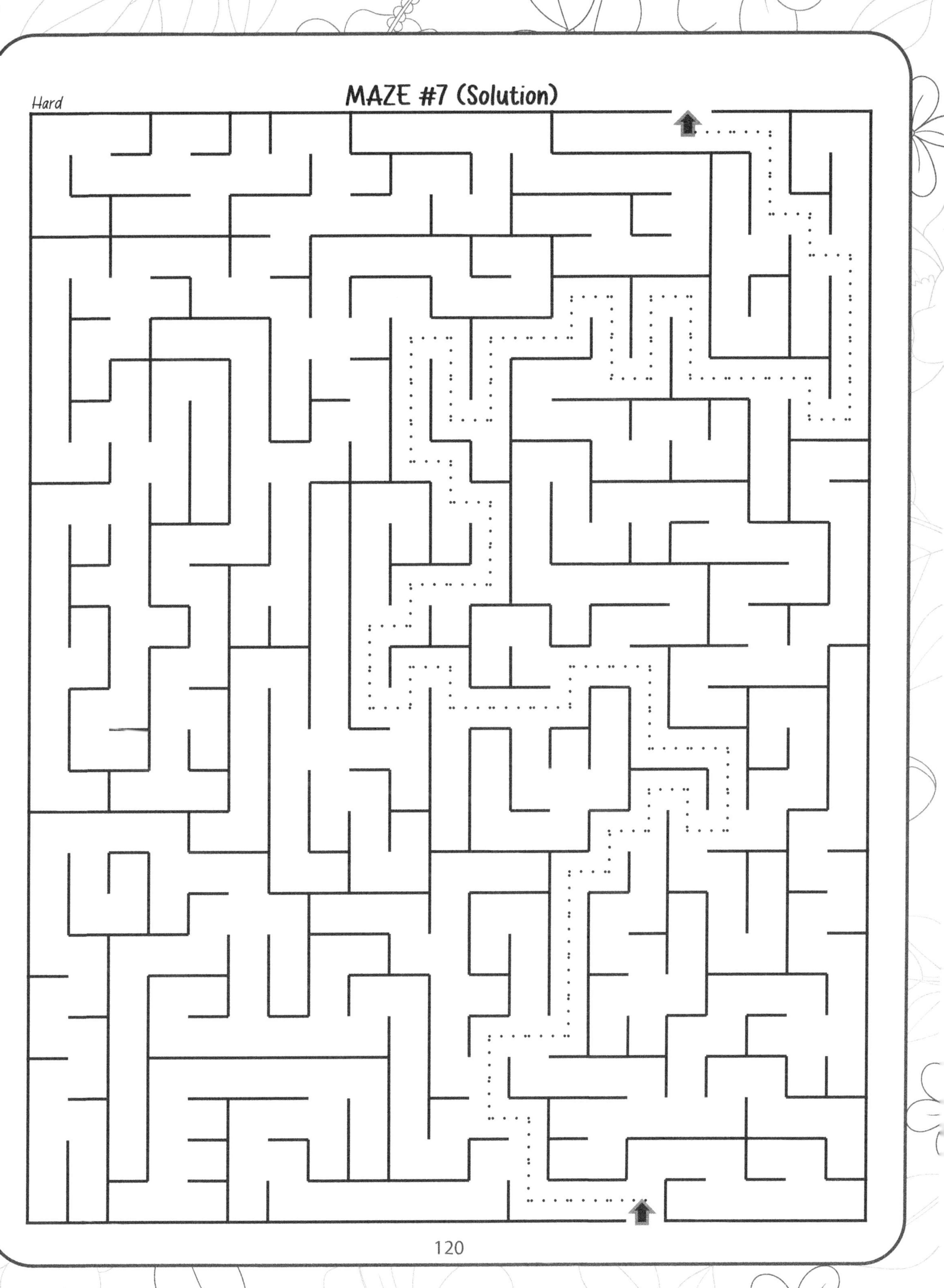
MAZE #7 (Solution)
Hard

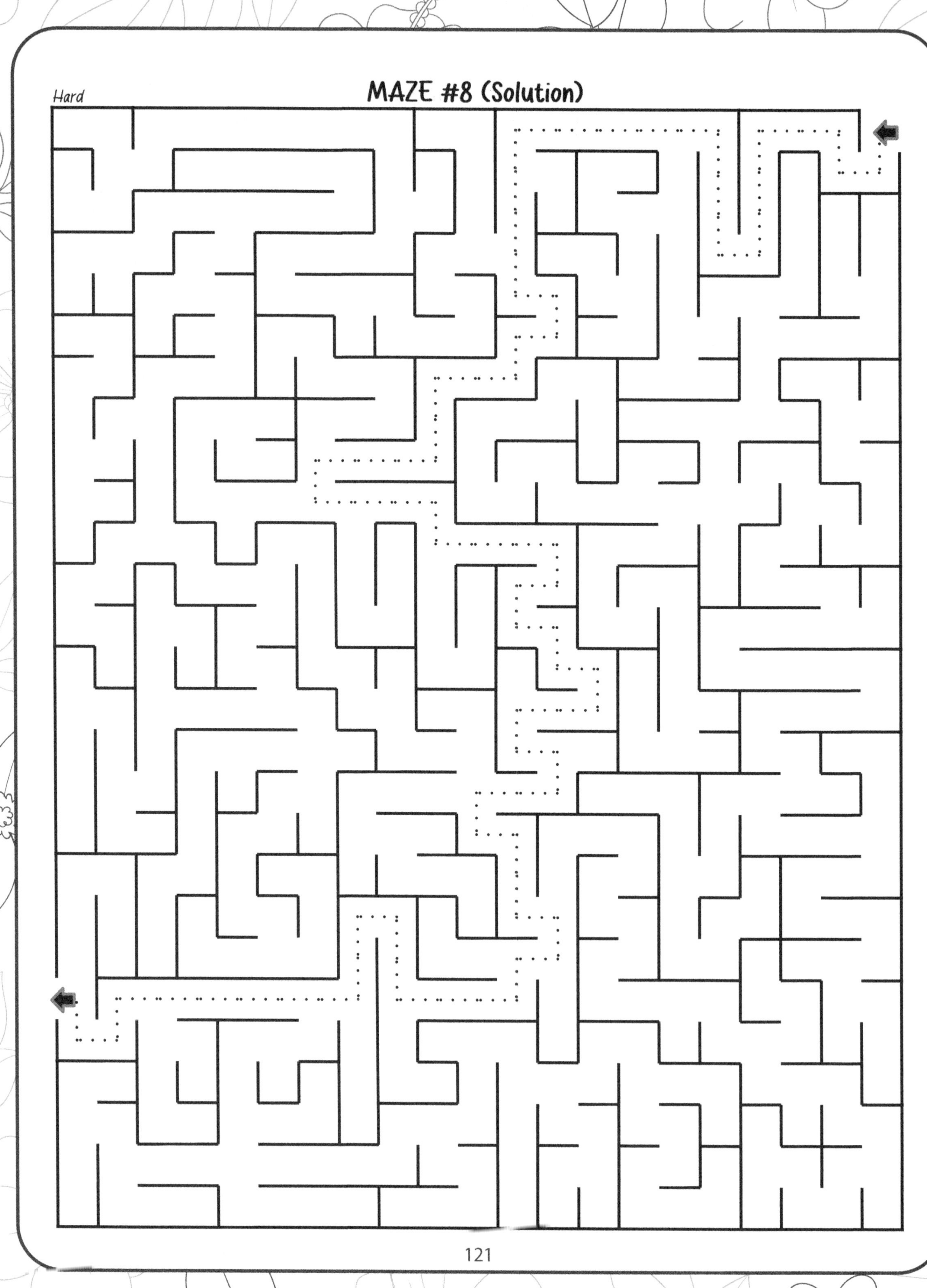
Hard
MAZE #8 (Solution)

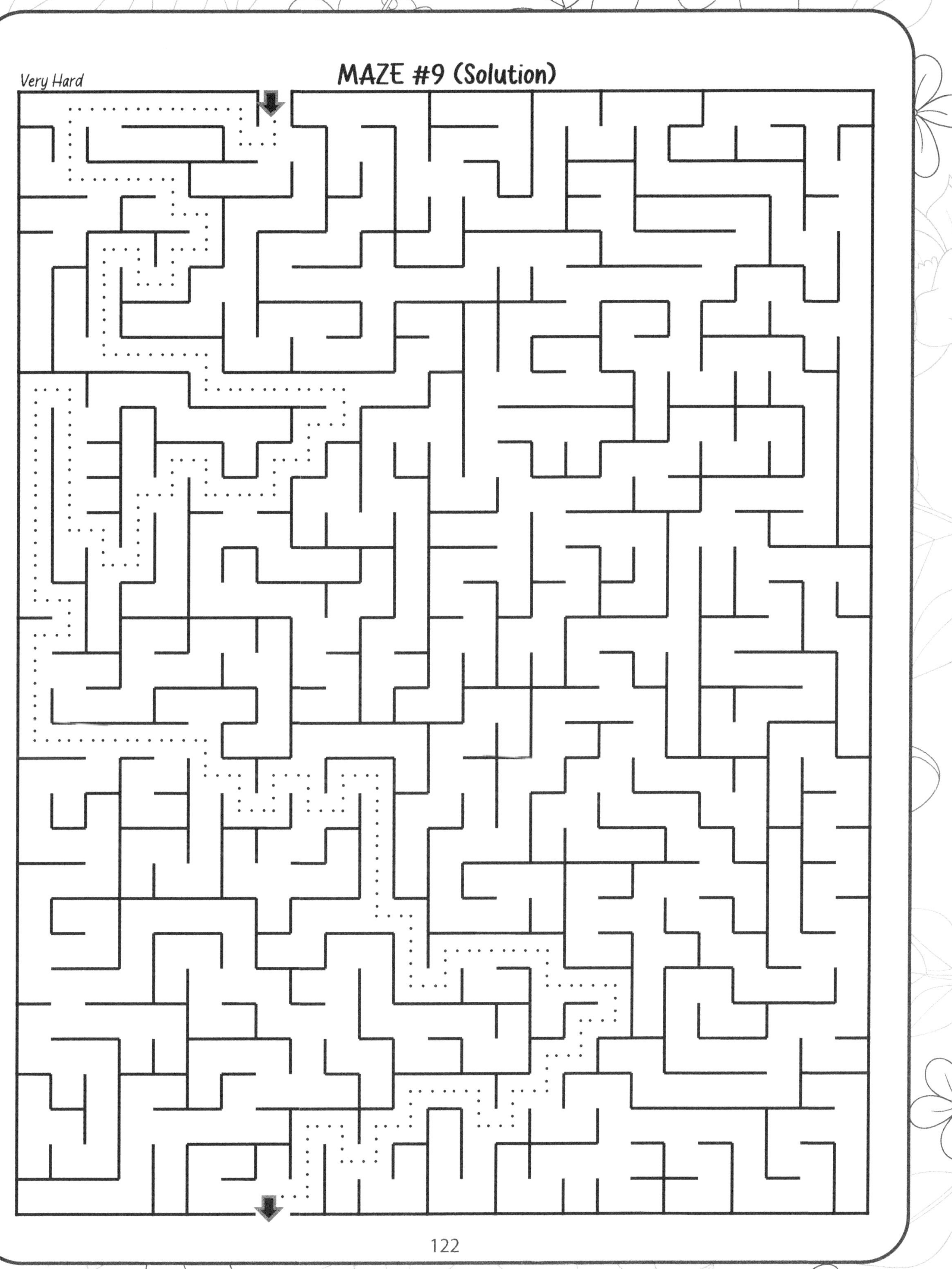
Very Hard
MAZE #9 (Solution)

Very Hard

MAZE #10 (Solution)

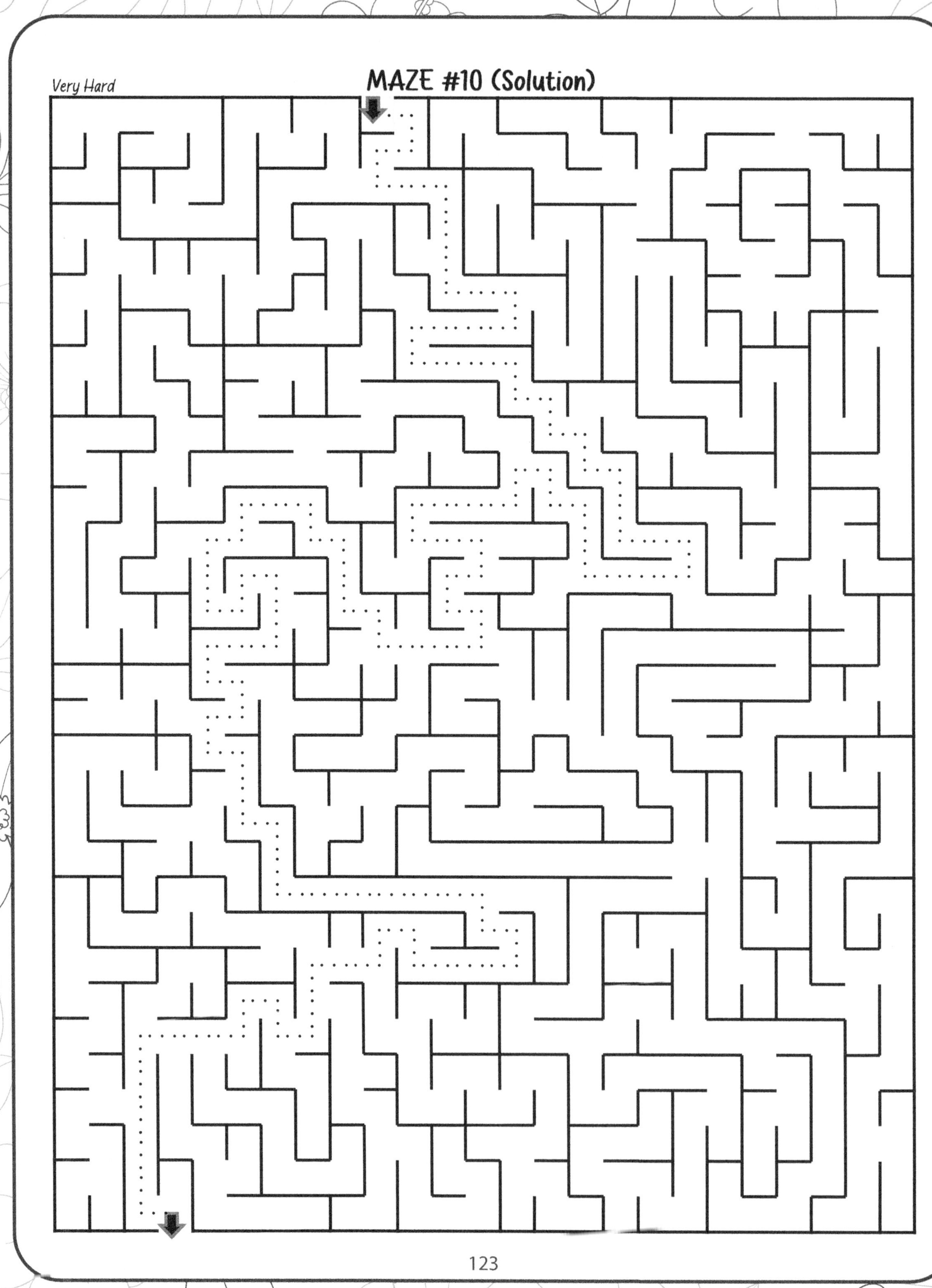

Made in United States
North Haven, CT
28 April 2025